U0339386

中医药

顾武军讲药对

顾武军 著

湖南科学技术出版社

"药对"，又称"对药"，是指临床常用的、相对固定的两种药物配伍组合，是中医学方剂配伍中最小的组合，并通过组合配伍，通过药物之间相须、相使、相畏、相恶、相反等作用，产生相辅相成或相反相成的功效，从而出现 $1+1>2$ 的效用。施今墨先生说："对药作用即辩证法中相互依赖、相互制约的实践。非相生相克之谓。"（施老为《施今墨对药》题辞）

　　"药对"之称，由来已久，有人考证，其称始出于《雷公药对》，嗣后又有桐君《药对》、徐之才《药对》《新广药对》等，现代最有影响的当属《施今墨对药》。然据重庆市中医研究院张西俭研究，认为"药对"之名虽出于《雷公药对》，但其内涵则非现今所论之"药对"，即与《施今墨对药》所述之"药对"的概念不同。

　　当今研究"药对"者众，但都停留在具体形式上罗列，并未对其规律、内在联系、形式等方面深入研究，尚缺系统性，是以李维贤教授认为"药对"是一门新兴的学科，药对应称为"药对学"，他说："药对学不同于药物学，因为它有简单的配伍性；它也不同于药方学，因为它不具有药方学那样配伍的完整性。但是，从药物学上升到药方学，不去研究药对学，那么自己就不会去处方，也绝对处不好方。"（《施今墨对药》第1版前言）可见研究"药对"的重要，把研究"药对"上升为"药对学"的必要。鉴此，我才想进行这一尝试。

　　"药对学"则是研究"药对"药物之间的配伍意义、配伍规律及其在组方中的作用和运用。本书从药对的概念、药对的沿革谈起，进一步讨论药对的组成原则、药对的组合形式、药对的基本作用及影响药对基本作用的因素、药对在方剂配伍中的作用与地位。张仲景《伤寒杂病论》有丰富的药对内容，可以说是现存最早的药对，所以本书重点对《伤寒论》《金匮要略》中"药对"的组成和应用进行了较为系统的分析和解读，同时还研究了后世医家的一些药对，以冀能进一步指导临床，提高临床治疗效果。

　　临床所用药对很多，难以一一列举，本书所列药对，只是举要，用以说明一些问题，难免挂一漏万。不当之处，敬请同道们指教，深表谢意。

顾武军讲药对

目录

第一章　从方剂谈起

中医方剂是在中药运用中产生的，是中药运用的进一步发展，是通过中药间的合理组合而形成，这种组合就称之为"配伍"。药物通过配伍之后，既能增强它的原有作用，更能调和偏胜，制其毒性，消除或缓和对人体的不良影响。因此，药物通过配伍成为方剂后，就同单味药的原有效果有所不同，能够更好地全面适应比较复杂的病证。

《现代临床方剂学》认为："方剂的起源非常久远，大概是与本草的产生同步的。"1973 年湖南长沙马王堆三号汉墓出土的帛书《五十二病方》，据考证是战国时期的著作，是现存最古老的一部中医医方著作，此书共记载了五十二种病的症状与治疗方剂，共收载方剂 280 个，以内服及外用方剂为主，在记载比较完整的 189 个方剂中，单味药方达 110 首，组成药物最多的医方也仅 7 味，说明方剂是在单味药的应用基础上增加药物而形成复方的。《黄帝内经》中载方 13 首，从方剂的内容来看，虽与《五十二病方》无多前进，但其所阐述的中医基本理论却为方剂学的发展奠定了坚实的基础，特别是其治则、治法、"君臣佐使"的方剂配伍原则、药物气味配伍原理及大、小、缓、急、奇、偶、重的方剂分类法，都成了后世方剂学的重要理论。东汉著名医家张仲景《伤寒杂病论》是中医方剂学形成的标志性著作，他勤求古训、博采众方，并结合自己丰富的临床经验，搜集、创制了许多行之有效的方剂，其组方严谨、方中蕴法、立法有据、遣药精当、有的放矢、化裁有制、加减有方，为后世医家立法组方树立了典范，故被誉为"方书之祖"，诚如刘河间所说："自黄帝之后二千五百有余年，有仲景方论一十六卷，使后之学人有可根据。"（《刘河间伤寒直格方论》）朱丹溪也说："仲景诸方，实为万世医门之规矩准绳也，后之欲为方圆平直者，必于是而取则焉。"（《丹溪手镜》）汪昂更说："方之祖始于仲景，后人触类扩而充之，不可计殚。"（《医方集解》）

第二章　方剂配伍源起于药对配伍

药对配伍是方剂配伍理论中的重要内容，是由单味中药向复方发展的重要环节。王阶等人说："中医方剂的配伍理论经历了药性（包括性味、归经、功效等）配伍理论、药对配伍理论、方剂配伍理论阶段，从感性认识经过理性思维发展到相对较高的概念和理论水平。"[方剂配伍理论历史发展与研究思考，中医杂志，2001，42（8）：497] 滕佳琳认为"药对是联系药物与方剂的桥梁"，他说："药物治病，在由单方向复方的嬗变过程中，药对的出现起到了重大作用。可以说是中医药学发展史上的一次飞跃，这体现在由单味药的发现发展为两味、三味乃至更多味药的配伍应用，从而增进了药物的作用及疗效，扩大了药物的治疗范围，奠定了方剂组成的基础，进而成为药物及方剂两门学科的核心部分……一个组方严谨、方义明确、疗效可靠的方剂，往往包含若干个药对，故药对既无药性之相对单一，又无方理之相对复杂，既是单味药的深入发展，又是方剂的起始开端，其核心内容——配伍，起到了联结中药与方剂的桥梁作用。"[药对沿革及理论研究概要，北京中医药大学学报，1995；18（3）：33]

第一节　"药对"概念

何谓"药对"？"药对"又称"对药"，对者，犹言双，俗谓"两两相配，成双成对"。因此，就一般而言，"药对"是由两味药配对的药物组合。但在具体表述上则又有不同的内涵。

《施今墨对药·内容提要》谓："对药又称药对，系用相互依赖、相互制约，以增强疗效的两味药组方治病。"施今墨说："对药作用即辩证法中相互依赖、相互制约的实践，非相生相尅之谓。"祝谌予在《施今墨对药·序》中说："施今墨先生处方时，常常双药并书，寓意两药之配合应用。其间有起到协同作用者，有互消其副作用专取所长者，有相互作用产生特殊效果者，皆称之为对药。"

陈维华在《药对论》中说："所谓'药对'，简单地说，即两味中药的配伍应用，它是中药的配伍中的最小单位。"同时还说："药对是两味中药的有机结合。所谓有机结合，即不是任意两味药物的凑合，而是以中医药基本理论为原则，以针对一定的证候特点所采取相应的治法为前提，着重结合中药本身的性能及功用，选择性地将两味中药进行组合配对。因此，药对的组成涉及中医药理论的各个方面。根据大量药对的分析，其组成原则与治法及中药的基本理论关系最为密切。"

蒋永光说："药对是一种特定的药物配伍，且往往有特定的药效。因而，药对在某种意义上是一种方中之方……其不同的药对形式及所表现出的不同药效是很有代表性的。"［《伤寒论》方药配合特点与规律，成都中医药大学学报，1999；22（3）：8］

刘家骅在"《伤寒论》药对组方初探"一文中说："'药对'是指具有阴阳对立特性而配合的两味药物，凡寒与热、润与燥、升与降、散与收、攻与补、走与守等对立属性配合的两味药，就是'药对'。例如黄连与肉桂、熟地黄与苍术、桔梗与牛膝、干姜与五味子、大黄与人参、枳实与白术，等等。"接着刘氏又说："广义来说，'药对'是泛指两味药组合成方的，或经常联合使用的，统称为'药对'。"［浙江中医学院学报，1995；19（4）：2］

耿建国等人说："药对，又称对药，是指临床常用的、相对固定的两味药物的配伍组合。"［《伤寒论》药对配伍规律与特点，江苏中医，2000；21（9）：6］

杨新年等人说："药对通常是指在临床上能经常在一起配合应用的两味或三味药的配伍使用。药对往往是方剂的画龙点睛所在，恰当的药对配伍，能取得事半功倍的治疗效果，能大大提高方剂的临床疗效。"［张仲景药对配伍应用浅谈，山东中医杂志，2001；20

（8）：457］

杨运高说："药对配伍就是将二种或二种以上的药物按一定用药原则进行的一种药物组合，以达到增强疗效，减少毒副作用的目的。"［论经方配伍的几个重要问题，国医论坛，2005；20（1）：4］

综合以上各家对"药对"概念的论述，"药对"即为双味（或三味）中药的配伍应用，在治疗上使其增强药力，减少副作用，产生不同效应与反应，即本草所谓"当用相须相使者良"。这是配伍方法的精髓，亦是药物组成方剂的核心，因而研究药对在临床的应用有着重要意义。作为"药对"当具有以下几方面的要素：

1. 药对或对药，是由二味（或三味，以二味为主）药物组成。

2. 这二味（或三味）药物必须是按照一定的规律或用药原则进行的组合。

3. 这种组合必须是能够提高疗效，减少毒副作用。

4. 这种药对组合是临床常用的、固定的药物配伍形式。

药对是由二味（或三味）药物组成，它与单味中药有着密不可分的联系，药对的功效及主治，既与其中每味药息息相关，但不完全是甚至不是简单的二味（或三味）之和，而必须是 $1+1>2$。

药对与方剂属于不同范畴的两个问题。它们的不同点首先在于药对是由二味中药所组成，方剂则可由一味至多味中药所组成。其次，药对有自己的特定组成、作用与应用规律，它介于中药与方剂之间而起着桥梁作用；方剂的组方原则是"君、臣、佐、使"，并且应有特定的剂型、剂量和用法。药对与由二味药组成的方剂虽然在形式上有一致性，但在使用上则不同，药对可以在不同的方剂中出现，而且有不同的功用。药对和方剂也有着不可分割的联系。

第二节　"药对"沿革

关于药对的沿革，有两种不同的概念，一是从"药对"名称来源上进行考证，一是从"药对"这种配伍理论进行考证。

"药对"之称，由来已久，据重庆市中医研究院张西俭研究，始出于《雷公药对》，他说："'对药'又称'药对'……史载自汉以来先后有《雷公药对》、桐君《药对》、徐之才《药对》、《新广药

第二章　方剂配伍源起于药对配伍

对》，其中桐君《药对》仅见陶弘景《药总诀》序，而不见书志记载，因此是否有其书，待考。其余三种书也俱已亡佚，内容不详。据《嘉佑本草》载，徐之才《药对》'以众药名品，君臣佐使，性毒相反，及所主疾病，分类而记之，凡二卷，旧本多引以为据，言治病用药最详'。可见徐之才《药对》，在内容上主要介绍当时对各药物的名称、评价、配伍宜忌、药物在处方中的结构作用及适应证的知识。而且尚志钧等本草专家将上述古代药对书归列于配伍宜忌类本草，这与施氏所谓'对药'概念不同，由于徐之才的《药对》是在《雷公药对》的基础上增修而成，更鉴于中国古代知识传承的强大惯性，估计《新广药对》的性质不至于明显区别于徐氏《药对》。所以，施今墨发展'对药'应用，吕景山推广其经验，引起学术界的重视和研究，在中医方剂发展史上，应该说是创举之事。"〔方剂相反相成配伍思想渊源和历史沿革，实用中医药杂志，2005；21（4）：242〕从张氏之说可知，"药对"之名虽出于《雷公药对》，但其内涵则非现今所论之"药对"。

　　王阶等从药对的配伍理论进行考证，指出："在漫长的医学实践中，人们逐步认识到疾病的复杂性，单味药难以胜任，出现了两味或两味以上药物的合用，《吕氏春秋》即有'夫草有莘有荎，独食之则杀人，合食之益寿'，《五十二病方》等古帛书中数种药物合用治疗疾病的情况更多……随着药物合用的增多，发展某些药物合用后会产生一些奇妙的变化，有些是作用强度增加、有的是副作用减轻，或产生新的作用，或对原来单味药物不能发挥治疗作用的部位及病证能起作用，等等，形成相对固定的药物搭配——即原始的药对，随着用药经验不断积累，对药物合用的知识不断增加，药对应用越来越广泛，有些药物固定搭配使用，于是就出现了真正意义上的药对。早期的药对应用经验，还未上升到理性认识。在《神农本草经》中药物相互作用的'七情合和'理论基本形成。《神农本草经·序例》指出'药有单行者，有相须者，有相使者，有相畏者，有相恶者，有相反者，有相杀者，凡此七情，合和视之。当用相须相使者良，勿用相恶相反者。若有毒宜制，可用相畏相杀也，不而勿用也'。性味配伍最早也是在药对配伍中得到广泛应用，随着组方配伍的复杂化，药对配伍理论也就发展为方剂配伍理论。药对配伍与方剂配伍理论本身并无明确的界限，《伤寒杂病论》257方中以两味药配伍组方就有40方，可以说是某种意义上现存最早的药对，如桂枝甘草汤治疗心阳不足所引起的心下悸，可以说是简单复方，也可以说是药对配伍。至北齐徐之才的《药对》，才出现了某药为之使、畏某药、恶某药等药物相互作用的'七情'关系的表述，《得配本草》重点阐述了药物间的配伍作用，可以说是自唐宋以来论述药对最多最详的著作。近代名医施今墨善于以药对组方，方虽大而不杂，理法严谨，并参考现代药理研究成果创出不少新型药对，形成富有特色的施氏对药。"〔方剂配伍理论历史发展与研究思考，中医杂志，2001；42（8）：497〕

对于"药对"的配伍形式，的确可以上溯至《吕氏春秋》《五十二病方》以及《黄帝内经》，《黄帝内经》中就有半夏秫米汤中半夏与秫米配合治疗"胃不和则卧不安证"、乌贼骨芦茹丸中乌贼骨、芦茹配合治疗"血枯"的记述，就是两药配对而用。直到张仲景《伤寒杂病论》问世，系统地总结、继承了《黄帝内经》《神农本草经》的理论，特别是对《神农本草经》中药物相互作用的"七情合和"理论的继承与发扬，作为"方书之祖"，可谓是"集药对运用之大成"，对后世方剂学的发展奠定了理论基础，并做出了诸多规范。诚如章巧萍所说："《伤寒杂病论》中的经典药对已为后世医家所沿用，如和解少阳药对柴胡、黄芩，调和营卫药对桂枝、白芍，缓急止痛的药对芍药、甘草，疏肝柔肝的药对柴胡、白芍。《伤寒论》中多用白术、茯苓（如苓桂术甘汤、五苓散、真武汤等）药对，到了宋代就成为四君子汤的主要配伍。东汉解表散风寒配伍喜用麻黄、桂枝（如麻黄汤）药对，到了宋元则多用防风、羌活，因此时已考虑到风寒夹湿的病机（如九味羌活汤）。"〔药对探析，中华中医药杂志，2005，20（4）：204〕

相反相成的配伍是药对组合中最常见的一种形式，重庆市中医研究院张西俭说："汉代张仲景《伤寒杂病论》创辨证施治体系，是成熟地运用相反相成配伍最早的典范，所以一般认为中医方剂相反相成配伍以《伤寒杂病论》为先河。在该书中基本的相反相成配伍种类，如寒热并用，攻补兼施，表里双解，散敛共剂，升降相因，润燥相合，刚柔相济，苦辛分消，阴阳（气血）并治等，都可找到方例，《伤寒论》113 方，至少有 79 方运用了相反相成的配伍方法。《金匮要略》不计第二十三至二十五 3 节的方剂，共载复方190 首，其中 111 首运用了相反相成的配伍。"又说："1982 年出版了《施今墨对药临床经验集》，收录前人及施氏创制的对药共 24 类277 对。此书至 1996 年又经修订增辑，改名为《施今墨对药》，收录对药 292 对，笔者粗略统计，其中属相反相成配伍的对药达 120对。所谓对药乃稳定的 2 味以上的药物配伍组合，一般为 2 味药，即一对一的固定配伍，少有一对二、二对二的配伍组合，故又称为'药对'。比较成熟的相反相成配伍对药是配伍制方的重要依据。"〔方剂相反相成配伍的思想渊源和历史沿革，实用中医药杂志，2005，21（4）：241〕

第三节　"药对"的组成原则

"药对"作为方剂组成的基本单元、核心，或精华之所在，所以不能看着仅是二味药的简单组合，更不是信手捡来两味药拼揍在一起，而必须遵循一定的原则，这样才能真正达到相互促进，或相反相成，或相辅相成，增强药物功效，减少副作用，最终达到满意的治疗效果。

一、要符合中医学基本理论

药对虽为两味药合用，但并非信手拈来就可组成，必须有理有据，有法可依。中医治病讲求理法方药，所以药对的组合必须符合理法方药的要求，这里所讲的中医学基本理论主要是治则、治法理论和方剂配伍理论。

"药对"的组成离不开治法理论，任何药对都不可脱离治法而独立存在。在这方面，仲景《伤寒杂病论》早就作出了示范，例如汗法中的麻黄汤用麻黄与桂枝配对，吐法中的瓜蒂散用瓜蒂和豆豉配对，下法中的大承气汤用大黄与芒硝配对，和法中的小柴胡汤用柴胡与黄芩配对，温法中的四逆汤用附子与干姜配对，清法中的白虎汤用石膏与知母配对……所有这些，都是在治法的指导下进行的。所以说"药对与治法关系密切，药对的组成是离不开治法理论的指导"。

药对的组合更要符合中药理论，《神农本草经》指出："药有单行者，有相须者，有相使者，有相畏者，有相恶者，有相反者，有相杀者，凡此七情，合和视之。当用相须相使者良，勿用相恶相反者。若有毒宜制，可用相畏相杀也，不而勿用也。"这是中医方剂药物配伍中必须要遵循的基本原则，也是药对组合中必须遵循的原则。中医学对中药药理理论的阐述主要体现在中药药性，即四气五味、升降浮沉、归经、有毒无毒等。在中药学基本理论的指导下，主要是采用了：

1. 同气相须：就是将性味、功能相同或相似的药物进行组合，相须为用，以加强疗效。如麻黄汤中的麻黄与桂枝相伍，同属辛温发汗解表药，但桂枝通阳化气可以增强麻黄的发汗解表作用，故有"麻黄无桂枝不汗"之说；四逆汤中附子与干姜相伍，二者皆辛热，附子回阳救逆，干姜温中散寒，可增强温阳之用。《本经疏证》说："附子以走下，干姜以守中，有姜无附，难收斩关夺旗之功，有附无姜，难取坚壁不动之效。"古人更有"附子无干姜不热"之说。

2. 异气相补：即将性味或功效不同甚至相反的药物配伍合用，相互补充，以加强疗效。如厚朴生姜半夏甘草人参汤中人参与厚朴相伍，人参甘平，大补元气；厚朴辛甘温，行气消满。二者相伍，消补兼施，相互补充使治疗脾虚腹胀的作用明显加强。

3. 相畏相杀：某些有毒副作用的药物，通过合理配合，可达到相畏相杀，减少毒副作用的目的。如小半夏汤中半夏与生姜的配伍，生姜既可以协同半夏降逆止呕，又可以制半夏之毒，即《金匮要略方义》中说："佐以生姜，既可制半夏之毒，又可与半夏相须为用，共奏化饮止呕之效。"

二、要经得起实践检验

"药对"是在漫长的医疗实践中总结出来的最佳药物组合，仲景所创立的很多著名药对都是经过临床的反复实践的检验，所以历久而不衰。药对的配伍是以中医理论为基础的，离开了中医理论的指导，药对将失去针对性而无效，而一首理法方药严谨的方剂往往有好的药对在其中。如含桂枝、芍药的被誉为群方之冠的桂枝汤，配伍严谨，组方缜密，用药精巧，方证对应，疗效卓宏，至今仍在临床上广泛应用。药对组成的目的旨在临床应用，所以其组合必须要经得起临床的检验。诚章巧萍说："配伍理论及其规律是中药方剂的核心问题，也是中医药的脊梁与灵魂，在由单味药向复方的演变过程中，药对起到了重要作用，增强了药物的作用及疗效，扩大了药物的治疗范围，奠定了方剂组成的基础，进而成为药物及方剂两门学科的核心内容。药对与中药方剂的相同处是均需经得起实践检验，又要与理法相符合。"〔药对探析，中华中医药杂志，2005，20（4）：204〕

第四节　"药对"组成的方式

药对的组合与方剂一样，必须既严谨，又灵活，要有一定的"法度"，仲景药对的组合，或寒热同用，或刚柔相济，或攻补兼施，或收敛并投，或升降并用，配伍精至，相行不悖，不仅使药物各尽其能，以能互相兼制，各药尽用其利而互制其弊。归纳仲景药对的组合大致可分为两大类：一类是相辅相成的配伍，组成这类配伍的药物，性味、功能、趋向基本相同，有互相协同的作用，如麻黄配桂枝、大黄配枳实等。一类是相反相成的配伍，组成这类配伍的药物，其性质、功能、趋向完全相反，以互相制约，达到治疗疾病的目的。具体地说，其目的主要是：

1. 将性能功用相似的药物配伍在一起，以增强疗效，如用附子、干姜回阳救逆；大黄、芒硝泻热通便；龙骨、牡蛎镇静安神；石膏、知母清阳明热；枳实、厚朴消胀除满。

2. 将性能功用不同的药物配合在一起，共同发挥完整的作用，如桂枝、茯苓化气利水；干姜、半夏温化寒饮、暖中止呕。

3. 配用其他药物，以缓解主药的作用，如葶苈子、大枣相伍，葶苈子泻肺平喘，大枣健脾补中，使攻邪而不伤正。

4. 配用其他药物，以扶助主药起更缓和而更持久的疗效，如桔梗、甘草利咽止痛；芍药、甘草酸甘化阴，舒挛缓急，皆取甘草之甘缓，作用持久，辅助主药发挥作用。

5. 将性能功效不同的药物配合在一起而产生一种新的作用，如仲景对痰饮咳嗽，常用五味子伍干姜，取干姜辛散配五味子酸敛，调节肺的开合，使肺的开合正常，呼吸通畅而咳嗽止。

6. 去性存用，如麻黄杏仁甘草石膏汤中麻黄与石膏相伍，少用麻黄，重用石膏，麻黄取其用而舍其性，旨在宣肺，而重用石膏，取其辛寒清热，二者相伍，以成辛寒清宣肺热的作用。

第五节　"药对"组合的形式

归纳药对组合的形式，主要有：

一、七情配对

1. 相须配对：即两种性能功效相似药物的配对，可以明显增强原有疗效。性味、归经相同，如十枣汤中之甘遂、芫花、大戟即是相须为用，柯韵伯说："甘遂、芫花、大戟，皆辛苦气寒，而秉性最毒，并举而任之，气同味合，相须相济，决渎而大下，一举而水患可平矣。"也可以性同而味异，如白虎汤中的石膏与知母，其性皆寒，而味则一辛一苦，二药伍用可以增强清泻肺胃邪热的作用。

2. 相使配对：即两种性能功效有某种共性药物的配对，这两种药物常有主次之分，一般以一种药物为主，另一种药物为辅，可以提高主要药物的疗效。如麻黄汤中的麻黄与杏仁配对，麻黄发汗解表，宣肺平喘，杏仁可以辅麻黄以降逆平喘。尤在泾说："麻黄轻以去实，辛以散寒，温以行阳。杏仁佐麻黄，达肺气，泄皮毛，止喘急，王好古谓其治卫实之药是也。"焦树德在《用药心得十讲》中说："用麻黄治疗喘咳，最好配上杏仁。麻黄宣通肺气以平喘止咳，杏仁降气化痰以平喘止咳，麻黄性刚烈，杏仁性柔润，二药合用，可以增强平喘止咳的效果，所以临床上有'麻黄以杏仁为臂助'的说法。"

3. 相畏配对：即一种药物的毒性反应及副作用能被另一种药物消除或减轻的药物配对。如黄芩加半夏生姜汤中生姜与半夏的配对，生姜既助半夏降逆止呕，更能解半夏之毒，以减除半夏的副作用。焦树德说："生姜配半夏有明显的和胃止呕作用，并可解半夏

之毒。"(《用药心得十讲》)

4. 相杀配对：即一种药物能消除、减轻另一种药物的毒性或副作用的配对。如十枣汤中甘遂与大枣配对，用大枣重在缓甘遂之毒性，且有顾胃气之功。陈亦人在《伤寒论译释》中说："十枣汤内的大戟、芫花、甘遂都是逐水峻药，而甘遂之力尤峻，最易损伤脾胃，故用大枣为君以培补中气，并借以解毒逐水。"柯韵伯谓"选十枣以君之，一以顾其脾胃，一以缓其峻毒。"(《伤寒来苏集》)

5. 相反配对：即通过两种药物合用能产生明显毒性反应或副作用而达到治疗效果的配对。如《金匮要略》中甘遂半夏汤中的甘遂与甘草配对，十八反中谓甘遂反甘草，二药相伍正是相反相成，利用二药相反对抗，产生激荡之力而除疾。《金匮要略学习参考资料》说："方中以甘遂为君，攻逐水饮；半夏为佐，散结除痰；芍药、甘草、白蜜苦泄甘缓，安中以解药毒。但甘草与甘遂相反，此方合用，是取其相反相成，激发留饮得以尽去之义。"尤在泾说："欲其一战而留饮尽去，因相激而相成。"(《伤寒贯珠集》)《金匮要略方义》说："使以甘草益气健脾，与甘遂合用，取其相反相成，俾能激发药力，使留饮得以尽去。"

二、性味配对

1. 寒热配对：即两种药性截然相反的药物配对。这类药物配对通常适宜于寒热错杂之证。如栀子干姜汤中栀子、干姜相伍，一寒一热，清上温中，各显其能。也有利用寒热之性的互相牵制，使药对的寒热之性趋于平和，甚至达到某一性的统一。如麻黄杏仁甘草石膏汤中的麻黄与石膏相伍，麻黄辛温宣散，石膏辛寒清热，在此一取其性，一取其用，性用相藉，以成辛凉之剂。是以李时珍说："一冷一热，一阴一阳，阴阳相济，最得制方之妙，所以有成功而无偏胜之害也。"(《本草纲目》)丁光迪在《中药配伍应用》中说："重温《伤寒论》，张仲景对寒热并用早已作出示范。如'半夏、生姜、甘草三泻心汤，治中焦冷热不调；栀子干姜汤、黄连汤、乌梅丸、干姜黄芩黄连人参汤，治上热下冷；柴胡桂枝干姜汤，治水热相并之类，是寒热同用也。此皆所病之证，本属错杂，故药之攻补寒热，各有相对者也，又有病但寒但热，而寒热并行者，如大青龙汤、桂枝加大黄汤、大黄附子汤、备急丸之类，是其药一取其性，一取其用，性用相藉，别自作为一种方剂也'（《药治通义》）。因此，后世寒热并用的种种配伍，实际都是张仲景学说的继续和发展，并且有所创新。"

2. 辛甘配对：即一种味辛（或辛甘）药物与另一种味甘（或辛甘）药物的配对。这类药对起着辛甘发散或辛甘扶阳的作用。桂枝汤中桂枝与甘草配对就属于辛甘发散之用，成无己说："《内经》曰：辛甘发散为阳，桂枝汤辛甘之剂也。"（《注解伤寒论》）而桂枝甘草汤中桂枝与甘草同用，则属辛甘扶阳，陈亦人说："本方桂枝用量倍于甘草，侧重于补益心阳，所谓辛甘合化，阳气乃生，心阳得复而心悸就可随之痊愈。"（《伤寒论译释》）

"辛甘发散"的药物配合常用于解表剂，是选用气味辛散之药，具有发汗解表作用者，如麻黄、桂枝、防风等，同时配伍甘味药，如甘草等，合而用之，即是辛甘发散方法，如桂枝汤中的桂枝与甘草配对即属辛甘相配。丁光迪在《中药配伍应用》中说："这种配伍的用意，是因为辛味药能发汗散邪，但亦易'走散'，即容易发挥药效，亦容易消失；而且发汗固能散邪，发汗亦易伤正。因此，配伍甘药，则'甘能益气'，使发散不致于伤正；'甘能缓急'，又有延长辛味药效的作用。这种用药配伍，既能加强发汗散邪的功效，又能顾护正气，例如麻黄汤、桂枝汤、荆防败毒散等方剂，都运用这种配伍方法……这是属于辛温解表法。"至于辛凉解表，亦须辛甘相伍，丁氏说："尚有辛凉解表，适用于温热病的初期。如用桑叶、菊花、荆芥、牛蒡、薄荷、豆豉等，轻宣疏散风热，然亦配伍甘草。这是因为温热之邪，最易耗气伤阴，辛甘配伍，发散顾正，就得更为注意。吴鞠通特别提出这一点，所谓'预护其虚'。所以银翘散、桑菊饮等，亦都运用这种配伍方法，不过辛散药较轻一等。"

"辛甘扶阳"的药物配伍，常用于补益剂和温里剂。丁光迪在《中药配伍应用》中说："因为有些辛味药能温通扶阳，甘味药能补气养荣，合而用之，就有辛甘扶阳的作用。这里所说的辛味药，如桂枝、干姜、炮姜、煨姜；同时配以甘药，如甘草、人参、南枣等，合以为方。临床运用，辛甘二味，尚各有所侧重，如用于补益剂，则重用甘味药；用于温里剂，则重用辛味药。例如桂枝配甘草，成为桂枝甘草汤，桂枝倍于炙甘草，能振奋心阳而益心气，治疗汗多阳虚，心阳不振，心悸欲得按，脉来迟缓等症，这是以扶阳为主，兼以益气的。又甘草配干姜，成为甘草干姜汤，炙甘草倍于干姜，能补益中上二焦之气，又温通肺胃之阳，治疗肺痿，胃虚吐逆等症，这是以益气为主，兼以扶阳。""辛甘扶阳"有时又有"辛甘化阳"之说，因为辛药能通阳，而甘药又能补气，合而用之，就能化生阳气。王晋三在《绛雪园古方选注》中说："甘草干姜汤、桂枝甘草汤，同为辛甘化阳，而有分头异治之道。桂枝走表，治太阳表虚；干姜守中，治太阴里虚。彼用桂枝四两，甘草二两，是辛胜于甘；此用甘草四两，干姜二两，为甘胜于辛；辛胜则走表护阳，甘胜则守中复阳。分量之间，其义精切如此。"

3. 辛苦配对：即一种味辛（或辛苦）药物与另一种味苦（或苦辛）药物的配对，这类药对具有辛开苦降（或苦辛通降）、开通气机、调和肝脾（胃）、调理脾胃的作用。如栀子豉汤中的栀子与豆豉相伍、半夏泻心汤中姜夏与芩连相伍，即属辛苦配对，以达辛开苦降之用。对于栀子豉汤中的栀子与豆豉相伍，属轻苦微辛之剂，叶天士认为"轻苦微辛，能开上痹"，"微苦以清降，微辛以宣通"。能"解其陈腐之郁热，宣其陈腐之郁结"。对于泻心汤之辛苦相伍，叶天士认为"辛可通阳，苦能清降"，"苦寒能清热除湿，辛通能开气宣浊"。并在戴元礼"诸泻心方取治湿热最当"的启迪下，提出"湿热非苦辛寒不解"的临床体会。丁光迪在《中药配伍应用》中说："辛味药如桂枝、干姜、半夏、生姜、橘皮、香附、吴茱萸等，能宣通气机，祛寒化湿，和胃降逆；苦味药如黄连、黄芩、枳壳、枳实等，能泄热和胃，消痞除满。合而用之，便为苦辛通降方法，具有调和寒热，开通气机，通阳除痹，消痞除满等作用。""常用配伍，如生姜配以枳实，宣通胸中阳痹。这种胸痹，是痰饮与气相结，阻碍清旷之区，胸阳因而不通，所以取生姜之辛，以散水通阳，枳实之苦，以消痞除满。""又如黄连与半夏为伍，开胸泄结。这种结胸，是痰热阻格于胸中，气分因而不通，所以短气烦躁，心下懊恼，按之则痛。药取黄连之泄热除痞，合半夏之辛通化痰。""又如黄连与干姜为伍，开泄心下痞满。这种痞满，是寒热互结于中焦，脾胃升降乖常，该升者不能升，该降者不能降，气机因而不通，所以心下痞满，呕而发热。方取干姜之辛通，悦脾祛寒，黄连之苦降，和胃泄热，调和寒热以散结，则脾胃得和，气机升降复常。""又如栀、豉与生姜为伍，成为栀子生姜豉汤，辛开苦降，除烦止呕；栀子与干姜为伍，成为栀子干姜汤，治误下伤中，脾虚生寒，又郁热不除，见心烦腹满、肠鸣等症。"针对以上之辛苦配对，丁氏指出："以上四种药物配伍，生姜与枳实，桂枝与枳实，是着眼于痰（饮）气互结；黄连与半夏，偏重于痰热；黄连与干姜，栀子与生姜、干姜，是寒热互结。但同样都为苦辛通降之剂，不过由于寒热互结的病情上略有差异，所以辛味药与苦味药的选择，以及用量比例，亦有所不同，这种不同，正是辨证用药的精髓之处。"另外，丁氏还指出："这种用药配伍，不仅用于伤寒、杂病，并发展用于温病。例如叶天士《外感温热病篇》用杏、蔻、橘、桔等，轻苦微辛，流动气机，以除胸痹。又如薛生白《湿热病篇》用川连与紫苏叶为伍，治疗湿热互结，脾胃不和，干恶呕吐。又如王孟英《霍乱论》连朴饮，治疗湿热内蕴，脘痞吐利，以及湿温、湿热并重之症等，就是很好的例子。"

4. 辛酸配对：即一种味辛药物与另一种味酸（或涩）药物的配对，因辛能散，酸能收，故辛酸配对又与"敛散配对"意义相近。这类药对一方面收敛正气，一方面解散邪气，适宜于正虚邪恋的复杂病情。如小青龙汤中的五味子与干姜或细辛的配对，即属辛酸相伍，刘渡舟说："方中干姜、细辛、五味子三药相合，辛散酸收并行，则是仲景治寒喘惯用之法。"丁光迪在《中药配伍应用》中说："这种配伍，应用的病种很多，试举几例如下，如用于肺气已虚，而又有伏饮留恋的咳喘，取五味子与干姜为伍，五味子与细辛为伍，五味子与紫菀、款冬为伍，白果与麻黄为伍等，都是一面酸敛，一面辛散，邪正兼顾而敛散同用的……这种用药，亦称为'开合肺气'，即用辛散药，开通邪气之壅遏，酸涩药，收敛肺气之耗散。"

5. 酸甘配对：即一种酸味药物与另一种味甘药物的配对，这里的味酸药物大多指具有养阴敛阳作用的药物，甘味药物多指具有甘润滋养作用的的一类药物。这类药对具有酸甘合化、益阴敛阳、补虚生津等作用，通常称之为"酸甘化阴"，如酸枣仁汤中酸枣仁与甘草同用，《金匮要略学习参考资料》中说："酸枣仁汤中以酸枣仁为主药，与甘草合用，则酸甘合化，并可养肝阴，敛浮阳。"丁光迪在《中药配伍应用》中说："因为许多酸敛药，如乌梅、芍药、木瓜、山茱萸、五味子、金樱子等，有不同程度的养阴敛阳作用；许多甘味药，如甘草、石斛、麦冬、扁豆、芡实、枸杞子、地黄等，有不同程度的补虚缓急、甘润增液作用。合而用之，可以化生阴液，濡润脏腑，收敛浮阳，以缓急迫，所以称之为'酸甘化阴'。"

三、特性配对

1. 气血配对：即一种气分药与另一种血分药的配对，这类药对主要是针对气血俱病这一证候特点而组成的。如当归四逆汤中的当归与桂枝相伍，当归入血分，桂枝入气分，《药对论》中说："当归主入血分，味甘而质重，专能补血，气轻而味辛，又可行血，故血虚者能用，血瘀者亦能用。桂枝主入气分，辛甘而气厚，气厚则助热，味辛则通阳，甘则补虚，故阳遏者能用，阳虚者亦能用。二药合用，为气血配对，内涵动静二用之意。其补中有行，行中有补，既可补血温经，又可通阳行血，为血虚寒凝者所宜。盖脉者血之府，血盈则脉畅，血虚则脉滞；又血得热则行，得寒则凝，故用当归可补血行血，桂枝以温经通脉，使血虚寒凝之证悉除。《伤寒论》当归四逆汤中，用此二药为主，配合它药治疗手足厥寒，脉细欲绝之证，以收养血通脉、温经散寒之功。"此外，这类药对组成中还有以气分药引血分药入气，或以血分药引气分药入血的特点。

2. 补泻配对：即一种以祛邪为主的药物与另一种以扶助正气为主的药物的配对，它适用于虚实夹杂一类证候，起着扶正祛邪、双管齐下的作用。如厚朴生姜半夏甘草人参汤中的人参与厚朴的配对，用人参益脾，厚朴除满，消补兼施，实亦补泻配对之例。徐灵胎说："虚证宜补，实证宜泻，尽人而知之者。然或人虚而证实，以弱体之人，冒风伤食之类；或人实而证虚，如强壮之人，劳倦亡阳之类；或有人本不虚，而邪深难出；又有人已极虚，而外邪尚伏。种种不同，若纯用补，则邪气益固；纯用攻，则正气随脱，此证未愈，彼证益深。古方所以有攻补同用之法……盖药之性，各尽其能，攻者必攻强，补者必补弱，犹掘坎于地，水从高处流下，必先盈坎而后进，必不反向高处流也。如大黄与人参同用，大黄必能逐去坚积，决不反伤正气；人参自能充盈正气，决不反补邪气。盖古人制方之法，分经别藏，有神明之道焉。"（《医学源流论》）

3. 动静配对：即一种动性（如发表、通阳、行气、行血）药物和另一种静性（如收敛、止呕、纯补无散）药物的配对，它使动中有静，静中有动，动而不过，静而不凝，起着调畅气血营卫的作用。前气血配对中的当归与桂枝，既是气血配对，也是动静配对，是以《药对论》中说："二药合用，为气血配对，内涵动静二用之意。"

4. 升降配对：即一种升浮药物与另一种沉降药物的配对，这类药对主要利用两药的一升一降作用，来达到调畅气机的作用。临床上常用的有升降肺气、升降肝肺、升降脾胃（升清降浊）等。

升降肺气，这是针对肺气郁滞，碍于升降，使之宣能流走，即宣通肺气、肃降肺气。如麻黄汤中的麻黄与杏仁配对，麻黄宣肺气，杏仁降肺气，一宣（升）一降，即是升降相配。另如桔梗配枳壳、桔梗配紫苏子、厚朴配杏仁等，也是一升一降方法。这些用药，对肺气郁滞，碍于升降，以致咳嗽不畅，咳痰不爽，胸中痞闷等证，都是常用的，有宽胸利气，止咳祛痰作用。

升降肝肺，这是针对肝肺气机失于调畅而言。丁光迪在《中药配伍运用》中说："'升降肝肺'方法，主要用于胁痛、咳嗽之证。因为'左右者，阴阳之道路也'。肝气自左而升，则木气调达；肺气自右而降，则金气清肃，左右升降，枢机自运，两胁自和。设有拂郁，升降受阻，气机痞塞，则肝肺不和之症由生，或胁痛，或咳嗽，咳引胁痛更甚，并无寒热往来等症，治以升降法，即是升引肝胆清阳之气，使之条畅，泄降肺金之气下行，使之肃清，则升降复常，气机流通，而胁痛等症亦能自除，常用之药，如柴胡与枳壳为伍，川芎与枳实、甘草为伍（枳芎散）；青葱管、新绛与旋覆花为伍（旋覆花汤）等，一升一降，疏肝理气，这是临床最常用的。又如白蒺藜与枇杷叶，桔叶与川贝母，郁金与杏仁等，亦是疏肝理气，但较轻灵，对多愁善郁，胸怀失畅，肝气不舒，胁痛时咳，更为适应。"

升降脾胃（升清降浊），这是对脾胃失于升清降浊而言。脾胃为升降之枢纽，脾主升清，胃主降浊，脾宜升则健，胃宜降则和。升降如常，则脾胃之纳运功能正常，营卫气血的生化之源旺盛。如脾气不能升运，胃气不能顺降，则中焦气机痞塞，以致纳谷不香，谷入少运，脘腹痞胀，即为痞为胀。是时之治疗则当以升降脾胃（升清降浊）为法，如枳术丸之白术与枳实为伍，一以健运脾气，一以通泄胃浊，冀其清升浊降，脾胃复常。另如半夏、生姜、甘草三泻心汤中苦辛同用，辛开苦降，亦是升降脾胃之法。

5. 刚柔配对：主要是指一种秉性刚烈药物与另一种秉性柔润药物的配对，这类药对起着刚柔相济、相互协调的作用。如桂枝汤中的桂枝配芍药，一阴一阳，一刚一柔，其调和营卫，实即刚柔配对；另外，麻子仁丸中的大黄配麻仁，虽皆有通便之用，但大黄性猛寓刚，麻仁性缓寓柔，有谓"具有潜在性的配阴以阳、配阳以阴的意义"。

6. 润燥配对：主要指一种辛香苦燥药物与另一种阴柔滋润药物的配对，这类药对通常以某一种药物为主，另一种药物为辅，为痰湿内停和阴液损伤的复杂病情所设。如竹叶石膏汤中半夏与麦冬的配对，半夏之燥配麦冬之润，可达燥不伤津，滋不恋邪，润燥配对，相得益彰。

7. 调和配对：即一种有一定毒性或烈性的药物与另一种具有一般性缓和毒性、烈性作用的药物的配对，这类药对中常含有甘味药，其特点为除可缓和另一药物的毒性、烈性作用外，尚有一定的顾护胃气的作用。如十枣汤中用大枣和甘遂等药的配对，大枣之用即是调和。柯韵伯说："……然邪之所凑，其气必虚，而毒药攻邪，脾胃必弱，使无健脾胃之品主宰其间，邪气尽而元气亦随之尽，故选枣之大肥者为君，预培脾土之虚，且制水势之横，又和诸药之毒，既不使邪气之盛而不制，又不使元气之虚而不支，此仲景立法之尽善也。"(《伤寒来苏集》)

8.阴阳配对：即一味理阴药与一味理阳药配对，以达调整阴阳之用，以用于阴阳失调之证。如桂枝去芍药加蜀漆牡蛎龙骨救逆汤、柴胡加龙骨牡蛎汤中的桂枝与龙骨相伍，龙骨之纯阴，借桂枝之清阳，飞引入经，收敛浮阳。张景岳说："又有阳失阴而离者，不补阳何以收散亡之气；水失火而败者，不补火何以苏垂寂之阴，此又阴阳相济之妙用也。"(《景岳全书》)景岳之左归、右归也是阴阳相配，于阴中求阳、阳中求阴，实属深得仲景之心。龟鹿二仙亦是，方中鹿角胶甘咸而温，通督脉而补阳，且益精补血；龟板胶甘咸而寒，通任脉而养阴，二药俱为血肉有情之品，合而用之，能峻补阴阳，填精补髓，滋养阴阳。

9.引经配对：通常指一种引经药物与另一种不入某经或不单入某经的药物配对，可引导药物直达病所，从而发挥原有的作用。如小柴胡汤中的柴胡配黄芩，黄芩得柴胡之引而入少阳，与之相伍以和解少阳。又如青蒿鳖甲汤中青蒿与鳖甲相伍，青蒿就有引经之用，鳖甲咸寒直入阴分滋阴退热；青蒿苦辛，其气芳香，清中有透散之力，清热透络，引邪外出，两药相伍，滋阴清热，内清外透，使阴分伏热而有外达之机，此吴瑭自释："此方有先入而后出之妙，青蒿不能直入阴分，有鳖甲引之入也，鳖甲不能独出阳分，有青蒿引之出也。"(《温病条辨》)

第六节 "药对"的基本作用

药物通过合理的有机组合而形式药对，就可使药物之间产生相互促进、相互依赖，或相互制约，进而产生"增效减毒"的作用，甚或产生新的功效。概括起来，主要有：

1. 协同作用：有谓"药对主要起协同作用"。所谓协同作用，即指"药对"所产生的直接增强某一功效的作用，通常为具有同一功效药物的配对，这在相须、相使配对中表现得尤为突出。如白虎汤中石膏配知母，协同清热，使清热之作用大大增强；麻黄汤中的麻黄与桂枝，协同发汗解表。另外，和解药如柴胡与黄芩、柴胡与枳实、芍药与甘草，理气药中枳实与厚朴，利湿药中茯苓与泽泻、滑石与甘草，祛痰药中半夏与陈皮，止咳药中麻黄与杏仁等，都有协同之用。

2. 相辅作用：是指药对所产生的间接促进、资助某一功效发挥的作用，通常为两种药物在某一功效上有一致性，或一种药物与另一种药物具有内在联系性的配对，这一作用可体现在相须、相使配对中，如龙骨与牡蛎，二药功效并不尽同，但配对后，牡蛎可辅助龙骨收敛固涩，龙骨又可辅助牡蛎平肝潜阳。

3. 兼治作用：主要是指在发挥某一主要作用的基础上，还可以兼顾其他的功效，大多为在归经、趋向或性味功效上有某些差异的二药配对，起着兼顾多脏或产生两个以上不同功效的作用（其中有主次之不同），这类药对常在补泻、寒热、气血、润燥等相反相成配对中表现得较为突出。如生姜与半夏相伍，既取协同和胃降逆之用，又有减少半夏之毒的作用；十枣汤中大枣伍甘遂，大枣之用除顾胃气之用外，更兼有缓甘遂之毒，即陈古愚所说："一以顾其脾胃，一以缓其峻毒。"刘渡舟也说："……又妙于用肥厚大枣十枚，甘温健脾和中，以监甘遂之猛，而补泻下后少气、少津液之不足。"（《伤寒论讲解》）

4. 他变作用：主要指两种相对性质，或不同气味，或不同功能的药物配对，起着在一定程度上改变原功效或取得新功效的作用，这在辛甘配对、气血配对的药对中表现得较为突出。如桂枝甘草汤桂枝与甘草配对，桂枝本为解肌通阳，甘草本为益气和中，配对后产生新的温通心阳之用，"发汗过多，其人叉手自冒心，心下悸，欲得按者，桂枝甘草汤主之"即是其例。

5. 相制作用：指配对后药物间产生的制约作用，可以是一药对另一药的单向监制，也可以是二药之间的相互制约，多表现为其中一种药物对另一种药物的毒性、烈性或副作用的缓和或消除。多出现在相畏、相杀的配对中。或是一定特性的缓和或调和，此则多表现在寒热、调和、刚柔等配对中。如半夏与生姜相畏配对，生姜不但可以减除半夏的毒性，同时可以增强其降逆止呕作用，即所谓"通过制约，消除其副作用而展其长"；调胃承气汤中大黄与甘草，或芒硝与甘草，甘草能缓和大黄、芒硝通下的作用。

6. 调节作用：指利用两种药物的性能、功用或治法特点上的性质相对，所起的针对某一病证的双向性调节作用。多表现在由寒热、升降、动静、气血、敛散及补泻等配对中，这类药对都不同程度地发挥着这种作用。如栀子干姜汤中栀子与干姜，一寒一热，寒则清热，温则散寒，起着调节寒热的作用。

7. 引经作用：指配对后一药能引导另一药直达病所，从而发挥选择性治疗效果的作用，这在引经配对中表现得最为明显。另外，在其他不同方式的配对药对中，虽然两药均非确定的引经药，但因在某一归经方面的一致性，配对后也可产生协同并入某经，从而发挥出直达病所的作用。如白头翁汤中黄连与黄柏，黄连入心、肝、胃、大肠经；黄柏入肾、膀胱、大肠经。二药相须合用，可直清大肠之热，用治湿热下利。李东垣说："头痛须用川芎，如不愈，加各引经药，太阳羌活，阳明白芷。"因羌活善治太阳经头痛，白芷善治阳明经头痛。如此，少阴经头痛则加细辛，因细辛善治少阴经头痛。

8. 其他作用：

（1）同一作用可以在不同的药对中体现出来，而同一药对又可以通过不同的配对方式体现出多种作用，如桂枝与芍药，不仅具有对气血营卫的调节作用，而且由于采用寒热配对，桂枝得芍药，发汗解肌而不致温散太过；芍药得桂枝，敛阴和营又不致寒凝碍邪。辛酸配对，辛散酸收，则无原来的调和营卫的功效。在引经配对中，桂枝引芍药入足太阳经。因此，在一定意义上说，桂枝与芍药配对，除具有对气血营卫的调节作用外，还具有相制、他变、引经等作用。这种同一药对具有几个方面作用的特点，不仅在组成药对时具有一定的理论指导意义，特别是在应用药对时更具有现实的临床实践意义。

（2）药对两味配伍还有相互制约消其副作用而展其长者。如葶苈大枣泻肺汤中葶苈子配大枣，以大枣之甘缓，挽葶苈子性急泻下降泄之势，防其泻之太过，共奏泻痰行水、下气平喘之功。

（3）药对两药相合有其相互促进、相互制约、相互依赖、相互转化之意。如射干麻黄汤中麻黄与射干为伍，射干以降气为主，麻黄以宣肺为要，一宣一降，宣降合法，消痰下气平喘甚妙。

（4）药对两药合用有另生其他作用者，如补益药黄芪和党参配伍，甘温补中，益气升阳，共奏扶正补气之功。但黄芪与当归配伍，则具补血之效；黄芪和山药配对则功能益气生津，健脾补肾，可治疗糖尿病；而黄芪与附子配伍则可以补气升阳，回阳救逆，可以用于脉微欲绝，四肢逆冷，大汗淋漓，休克病人。黄芪一味配伍不同，药对功能效用相异，分别具有补气、补血、补阴、补阳的功能。

第七节　影响"药对"基本作用的因素

一、药物之功能，随配伍而拓展

正由于"药有个性之特长，方有合群之妙用"，所以随着其不同的配伍使用，使药物之功能得以延伸、拓展，充分发挥其治疗作用。邹澍在《本经疏证》中曾谓桂枝"其用之道有六：曰和营，曰通阳，曰利水，曰下气，曰行瘀，曰补中。其功之最大，施之最广，无如桂枝汤，则和营其首功也。"然其所以能和营、通阳、利水、下气、行瘀、补中，正是通过其与有关药物配伍而实现的，在桂枝汤中与芍药相伍以和营，诚《药雅》所说：桂枝"得芍药则和营"；其通阳作用旨在与甘草相伍，《伤寒贯珠集》："桂枝、甘草，辛甘相合，乃升阳化气之良剂也。"柯雪帆在"张仲景药对选要"一文中说："桂甘相配，有《内经》'辛甘发散为阳'之义，既可温通阳气，又可以温振阳气，使通中有补。"并说："桂枝汤、麻黄汤中的桂枝、甘草宣通卫阳，主要作用于体表；桂枝附子汤、甘草附子汤中的桂枝、甘草温通经络，主要作用于肌肉关节；小青龙汤、泽漆汤中的桂枝、甘草宣通肺气，温化肺中痰饮；苓桂术甘汤中桂枝、甘草主要作用于脾；茯苓甘草汤中的桂枝、甘草主要作用于胃；小建中汤中的桂枝、甘草主要作用于中焦，取其温振阳气，故称建中；苓桂味甘汤与桂枝加桂汤中的桂枝、甘草主要作用于肾；

桃核承气汤中的桂枝、甘草主要作用于血脉、胞宫；炙甘草汤与桂甘龙牡汤的桂枝、甘草主要作用于心。只用桂、甘二味，名桂枝甘草汤，大量顿服，可以温振心阳；竹叶汤中小量桂枝、甘草，既能通阳解表，又能温阳益气；麻黄升麻汤中微量桂枝、甘草，偏于辅助之品。"其利水作用主要通过与茯苓等配伍，以达温阳利水之用，柯雪帆谓："桂苓合用，通阳利水，对肺、脾、肾、膀胱的阳气均可宣通，其作用是全身性的。"并说："通阳利水方首推五苓散，通阳气，建脾气，通气化，使有用之水输布全身，无用之水下输膀胱，并非单纯地增加尿量而已。苓桂术甘汤通阳健脾益气，化中焦之痰饮；苓桂草枣汤通阳利水，平冲降逆，而潜虚阳。防己茯苓汤能兼通肺卫之阳以导水下行。此外，桂枝茯苓丸通阳利水，有助于行瘀化瘀，其理论依据是'血不利则为水'。茯苓泽泻汤为苓桂术甘汤加味，茵陈五苓散为五苓散加味。"其所谓"下气"，即平冲降逆之用，仲景桂枝加桂汤即是，仲景在桂枝加桂汤方后注云："所以加桂者，以能泄奔豚气也。"徐灵胎谓："重加桂枝，不特御寒，且制肾气，又味重则能达下。凡奔豚证，此方可增减用之。"（《伤寒类方》）张锡纯说："桂枝：味辛微甘，性温。力能宣通，能升大气，降逆气，散邪气。仲景苓桂术甘汤用之治短气，是取其能升也；桂枝加桂汤用之治奔豚，是取其能降也；麻黄、桂枝、大小青龙诸汤用之治外感，是取其能散也。而《神农本草经》论牡桂，开端先言其主咳逆上气，似又以能降逆气为桂枝之特长，诸家本草鲜有言其能降逆气者，是用桂枝而弃其所长也。"（《医学衷中参西录》）万晓刚说："桂枝加桂汤方，是以桂枝汤为基础，加重桂枝药量而成。桂枝功能解肌祛风，通利血气，平冲降逆，今加重桂枝药量，变祛风解肌之方而为温通降逆之剂。"其"行瘀"之用，在于与桃仁等相伍，方如桃核承气汤，方中桃仁润肠散瘀，大黄攻积行瘀，桂枝辛散温通，能助桃仁以破瘀。是以万晓刚说："方中桃仁活血化瘀，滑利下行，是为主药；得桂枝辛温通达，则活血之力更强……"（《中医药学高级丛书·伤寒论》）其"补中"之用，以其与饴、甘相伍，方如小建中汤，本方虽是以桂枝汤为基础，然倍芍药而重用饴糖，则变解表之剂为建中之方。是以汪昂指出："按此汤以饴糖为君，故不名桂枝芍药而名建中，今人用小建中汤者，绝不用饴糖，失仲景遗义也。"陈孟恒说："本方所治证属虚劳，是指中气虚寒，阴阳不和。其主治证有三：一是土虚木乘之腹痛；二是气血两虚之悸烦；三是阴阳不和之虚劳发热，及营卫不和之虚黄，妇人虚劳里急腹痛。虽见证不一，但总的病机则相同，即中气虚寒，肝脾失调，营卫不和，阴阳两虚，故治疗当以建立中气，调和阴阳，扶土抑木立法。本方以建立中气为主……方中胶饴（即饴糖）甘温入脾，能温中补虚，和里缓急为君，合甘草则补脾养胃之力得到加强；桂枝温阳气，芍药养阴血，二药调和阴阳为臣；芍药并能扶土抑木，与甘草相合，酸甘化阴，又缓急止痛为佐；生姜辛温，大枣甘温，辛甘相合，能健脾而和营卫为使，合而成为温建中气，平补阴阳，调和营卫之方。"陈氏还指出："饴糖为本方的主药，有和中补虚，缓急止痛作用，但更重要的是在于建立中气。可见，没有饴糖，就不能称建中，所以若用小建中汤而不用君药饴糖，即是桂枝加芍药汤，不仅达不到建中的目的，而且有失仲景制方的本意。"（《中国医学百科全书·方剂学》）以上陈氏之说仅为其一端，而随其不同的配伍组合，则会产生不同的功能和治疗作用，大大拓展了桂枝的功用。如《古今名医方论》说："桂枝得细辛而气血流经。"《得配本草》说："桂枝得茯苓，御水气之上犯以保心；得龙骨，使肾由经脉以出表；得黄芩，转少阳之枢；佐人参，发阴经之阳；佐干姜，开阳明之结；使石膏，和表里之郁。"《药雅》说："桂枝得芍药则和营，得麻黄则发汗，佐附子而壮阳，佐人参而补虚，桃仁、大黄配之破血，阿胶、地黄配之通脉，胶饴、甘草藉之调中，术与茯苓藉以逐湿。"《名医别录》曰："桂枝宣导百药，良有以也。"丹波元胤说："桂枝在表宣阳，以其味之辛；在里补阳，以其性之热。"（《药雅》）

陈亦人在《伤寒论求是》中说："茯苓桂枝白术甘草汤、茯苓甘草汤与茯苓桂枝甘草大枣汤等三方，均用茯苓桂枝甘草，因而均具有温阳利水的作用，所不同的，苓桂术甘汤伍以白术，旨在运脾化饮，主治心下逆满，气上冲胸，起则头眩，脉沉紧的脾虚挟饮证；茯苓甘草汤伍以生姜，旨在温胃散水，主治厥而心下悸，不渴的胃虚饮停证；苓桂甘枣汤伍以大枣，旨在培土制水，主治脐下悸，欲作奔豚证。"这同样也说明了对药随着配伍的变化，其临床治疗作用也会发生变化。

二、剂量的多寡，功用随之而变

"中医不传之秘在量上"，《伤寒论》药量之秘，尤为深邃，其药对使用也随着剂量的变化而产生不同的功效，更有谓"剂量有别，主治各异"。四逆汤和通脉四逆汤，其药物组成是相同的，其所异者在附子与干姜的用量上。附子配伍干姜，就一般来说，附子辛甘大热，干姜辛热，二者配伍有协同作用，即干姜能加强附子的温热作用。附子温补肾与命门之火，干姜温化肺脾之寒饮痰湿，在这方面二者有互补作用。这是言其常。但其用量一旦发生变化，其功效也就随之而变。四逆汤中干姜一两半、附子一枚（生用，去皮，破八片），功能回阳救逆，治阳虚阴盛之证，而通脉四逆汤中干姜三两、附子大者一枚（生用，去皮，破八片），其功能破阴回阳，通达内外，治阳虚阴盛，虚阳被格于外之证。陈亦人说："本方与四逆汤药味相同，但姜附的用量较大，这是因为证势较四逆汤证严重，所以附子用大者一枚，干姜分量加倍，以大剂辛热振奋阳气，急驱在内之阴寒，使被格于外的阳气得以内返，则脉不出的亦可回复，故名通脉四逆汤。"（《伤寒论求是》）刘渡舟也说："通脉四逆汤，即四逆汤重用附子，倍用干姜，加强了破阴回阳的力量。"（《伤寒论讲解》）同样，桂枝汤、桂枝加桂汤、桂枝加芍药汤，其药物组成也是相同的，同样有桂枝与芍药相伍的对药，就常规诠释，"桂枝辛甘温属阳，芍药苦平，微酸微寒属阴。桂枝与芍药相配，相反相成，桂枝通卫阳以解肌；芍药和营阴，治寒热而敛汗，这是调和营卫的功能。"《本草述钩元》谓："桂能引真阳而通血脉，故合于芍药以和营卫。"要知桂、芍相伍，调和营卫，桂、芍之用量相等，现桂枝加桂汤是重用桂枝，桂枝加芍药汤是重用芍药，由于用量的不同，其功能也就随之发生了变化，桂枝加桂汤重用桂枝，旨在平冲降逆，即仲景所谓"所以加桂者，以能泄奔豚气也"。故有谓"今加重桂枝用量，变祛风解肌之方而为温通降逆之剂"。桂枝加芍药汤，重用芍药，旨在和阳通络以止腹痛。刘渡舟说：

"邪陷太阴经脉，气血因之不和，气不利则腹胀满，血不和，经脉拘挛则腹痛，治以桂枝加芍药汤调和气血，疏通经脉，缓急止痛。"（《伤寒论讲解》）陈亦人也说："本证因太阳误下邪陷太阴，脾络不和，用桂枝加芍药汤温阳益脾，活血和络以止痛。"（《伤寒论译释》）又如桂枝去芍药加附子汤与桂枝附子汤也是药物组成相同，也是用量上有不同，同有桂附相伍。桂枝与附子药性颇多相似之处，二者配伍之后，在温阳、散寒、止痛、救逆等方面均起协同作用，但随着其用量的不同，而发挥不同的功效。刘渡舟在桂枝附子汤证条文注释中说："桂枝附子汤与前第21条之桂枝去芍药加附子汤药物完全相同，但因两方用量不同，故不仅方名有异，主治重点也大相径庭。本方主治证为风寒湿邪留着肌表，身体疼烦，不能自转侧，脉浮虚而涩，故重用桂枝通阳气，祛风邪而解；重用熟附子，温经散寒镇痛，兼扶阳气。而桂枝去芍药加附子汤，乃是胸阳受挫，阴邪窃居阳位，见脉促胸满，微恶寒，故治疗重点在于温心肾之阳，而应药量适可，不宜制大其服。"（《伤寒论讲解》）陈亦人在桂枝附子汤证条文注释中也说："本方与桂枝去芍药加附子汤的药味全同，仅桂枝增加一两为四两，附子增加两倍为三枚，作用却有很大不同，彼方但主温通胸阳，治心阳虚的胸满恶寒脉微；本方不但温阳，而且镇痛治风寒湿合邪而致的痹痛。"（《伤寒论译释》）桂枝附子汤具有温经扶阳、祛风散寒、除湿止痛之功，方中附子助阳化湿止痛，为治风寒湿痹要药；桂枝通阳化气利水，为治水湿内停要药。桂附合用，使表里之湿分消。特别是重用桂附，强化了除湿止痛之效。

药对药物的用量：指二药配对时药物剂量的增减，改变了原来约定的药物间的比例，就会使其作用发生变化。马有华在"张仲景运用附子浅析"一文中说："附子与桂枝均为温阳之品，仲景取附子与桂枝相配伍因用量不同，而用意取功不同，具体用法有三：其一，取大量附子与桂枝相配，用于温经散寒、祛风除湿止痛，如治疗风寒湿痹的桂枝附子汤、甘草附子汤即取其功。其二，取中等量附子与桂枝相配伍，用于扶阳解表，如桂枝加附子汤治疗表邪未解，阳虚漏汗之证即取其用。其三，取小量附子与桂枝相配，用于温补脾肾，方如金匮肾气丸。"（《中国中医药报》2011 年月 2 月份 9 日第四版）另如麻黄与石膏的配对也有这种情况，大青龙汤中麻黄用至六两，其解表发汗力尤强，而少佐石膏（如鸡子大），旨在兼清里热，属辛温解表兼清里热之剂；麻黄杏仁甘草石膏汤中麻黄只用四两，而石膏则用至半斤，是方舍麻黄之温而取其宣散，配大量之石膏以成"凉散之剂"，是以黄廷佐归纳其功能为"辛凉宣泄，清热平喘"。（《中国医学百科全书·方剂学》）

三、药对的功用，因整体而变化

方剂是一个整体，"药对"在其中只是一个部分，其效用受整体功能的约束，所以同样的"药对"在不同的方剂中可能会有不同效用，切不可套用一个模式，而必须根据具体方剂而分析其效用。以桂枝、甘草相伍为例，柯雪帆说："桂枝辛甘温，气薄升散，能温通经脉；甘草甘平，能益气，有内守之功，使桂枝不致于走散。桂甘相配，有'辛甘发散为阳'之意，既可温通阳气，又可以温振阳气，使通中有补。"这是就一般情况而言，但在不同的方剂中可能就会有不同的作用，所以柯氏又指出："桂枝汤、麻黄汤中的桂枝、甘草宣通卫阳，主要作用于体表；桂枝附子汤、甘草附子汤中的桂枝、甘草温通经络，主要作用于肌肉关节；小青龙汤、泽漆汤中的桂枝、甘草宣通肺气，温化肺中痰饮；苓桂术甘汤中桂枝、甘草主要作用于脾；茯苓甘草汤中的桂枝、甘草主要作用于胃；小建中汤中的桂枝、甘草主要作用于中焦，取其温振阳气，故称建中；苓桂味甘汤与桂枝加桂汤中的桂枝、甘草主要作用于肾；桃核承气汤中的桂枝、甘草主要作用于血脉、胞宫；炙甘草汤与桂甘龙牡汤的桂枝、甘草主要作用于心。只用桂、甘二味，名桂枝甘草汤，大量顿服，可以温振心阳；竹叶汤中小量桂枝、甘草，既能通阳解表，又能温阳益气；麻黄升麻汤中微量桂枝、甘草，偏于辅助之品。"（张仲景药对选要，中国医药学报，1994 年第 9 卷第 2 期，第 41 页）桂芍相伍同样也是这样，桂枝汤及加味诸方的桂、芍相伍起调和营卫的作用；桂枝茯苓丸与温经汤中的桂、芍相配，起调和气血的作用；小建中汤与桂枝龙牡汤中的桂、芍相配，起调整阴阳的作用，同时又有谓"建中汤是桂枝佐芍药，又偏重于酸甘，专和血脉之阴"。陈亦人在《伤寒论求是》中曾对具有茯苓、桂枝、甘草组合的方剂进行比较分析，指出："茯苓桂枝白术甘草汤、茯苓甘草汤与茯苓桂枝甘草大枣汤等三方，均用茯苓桂枝甘草，因而均有温阳利水的作用，所不同的，苓桂术甘汤伍以白术，旨在运脾化饮，主治心下逆满，气上冲胸，起则头眩，脉沉紧的脾虚挟饮证；茯苓甘草汤伍以生姜，旨在温胃散水，主治厥而心下悸，不渴的胃虚饮停证；苓桂甘枣汤伍以大枣，旨在培土制水，主治脐下悸，欲作奔豚证。"

四、药对功效，因药物的炮制而变化

药物经不同炮制，会发生多种多样的变化，尤其是加用不同辅料后炮制的药物，往往在其性味、归经、趋向、毒性及功效等方面发生不同程度的改变，这种改变必然会对药对的基本作用产生不同程度的影响。如甘草生用则清热，炙用则补中，治疗咽痛的桔梗汤桔梗与甘草配对则要求生甘草，否则就不能达清热利咽的作用。同样，理中汤中人参与甘草配对则要求炙甘草，否则就不能产生补益温中的作用。

同一药对中的同一药物由于采用了不同炮制，可使该药对的基本作用及功效发生改变。如龙骨与牡蛎，生用则长于潜阳，煅用则长于收敛。

五、不同的煎煮法，取效亦不同

煎煮法与服法是治疗过程中的重要环节，《伤寒论》中对于煎煮法有明确的要求，如桂枝人参汤要求先煮理中，后入桂枝，以取表里同治之功，其桂枝与人参相伍则一走里、一走表，各建其功，但如桂枝与理中同煎，则又是另一番景地。是以《中医药学高级丛书·伤寒论》说："本方主治，当以脾虚寒湿为主，兼以解表，仲景制方，煎煮有法，如李培生《柯氏伤寒附翼笺正》所曰：'当先煎理中，使温中之力厚；后下桂枝，则解肌之力锐。先后轻重次第有法。'温里解表，轻重有别，各司其职，临证当予重视。若用以温扶心脾阳气，则如桂枝甘草汤法，同时煎煮，不必后下，取味厚而入心助阳。"

第八节 "药对"在方剂配伍中的意义与地位

一、"药对"是方剂配伍中药物组合的最基本单位

方剂是由药物组成的，方剂中除单行者外，其药物之间通过配伍组合，则会起到相须、相使、相畏、相恶、相杀、相反等不同作用。《现代临床方剂学》说："药物通过合理的配伍组成方剂，才能调其偏胜，制其毒性，增强或改变原来的功用，消除或缓解其对人体的不良反应，发挥药物间相辅相成或相反相成等综合作用，使各具特性的药物组成为一个新的整体，以适应人体复杂的病理变化。即所谓'药有个性之特长，方有合群之妙用'。"药对常常作为一个完整的配伍形式出现在各种方剂中，是重要的组方单元。

"药对"的功能主宰着方剂的功能：在解表的方剂中，麻黄汤包含有麻黄、桂枝以辛温解表，有开腠理散寒邪的功效，此药对通过药物配伍，演绎为小青龙汤、大青龙汤等，仍保留其疏散之功，虽也有清除里邪之效，但其主要功效仍受麻黄、桂枝所主宰。和解方小柴胡汤中柴胡、黄芩主宰着柴胡类方剂的功效；回阳救逆的附子、干姜主宰着姜附剂的功效。

蒋永光说："药对在'伤寒方'中比比皆是，常常作为一个完整的配对形式出现在各种方剂中，有时作为主药，有时则作为辅药。事实上，许多'伤寒方'在后世又作为药对广泛应用在医方之中，这种配对并不一定限于两味药，有时可以是三四味药组成……药对在'伤寒方'中常交错存在，表现出复杂的配伍关系，如桂枝汤便存在桂芍、桂甘、姜枣3个药对，当变化为桂枝加附子汤时，又增加了一个桂附药对。总之，药对作为从单味药到复方之间的一个中间环节，是一个重要的组方单元，同时在客观上也反映了'伤寒方'的形成过程。"[《伤寒论》方药配合特点与规律，成都中医药大学学报，1999，22（3）：8]

"药对"在方剂的配伍中的应用主要有：

1. 单独应用：即"药对方"，如《伤寒论》中的桂枝甘草汤、芍药甘草汤、甘草干姜汤、栀子豉汤、干姜附子汤、赤石脂禹余粮汤、桔梗汤、栀子干姜汤、大黄黄连泻心汤、猪胆汁方等，都是由

药对直接成方，都可成为是单捷小剂，药少效宏。

由于药对是方剂配伍组合的最基本单位，所以从药对的进一步拓展，可以组成很多方剂，特别是形成以药对方为主的类方。所以有人说"药对方的拓展，为类方之基础"。现以《伤寒论》之药对方为例说明如下：

（1）桂枝甘草汤以桂枝、甘草相配伍，拓展而形成了桂枝汤、桂枝甘草龙骨牡蛎汤、桂枝去芍药加蜀漆牡蛎龙骨救逆汤、桂枝加桂汤、茯苓桂枝甘草大枣汤等，方中均以桂枝甘草为主药，都有补益心阳的作用，是以刘渡舟说："桂枝甘草汤是温补心阳之总方，温而不燥，补而不滞，后世温补心阳，多以此方为本。"（《伤寒论讲解》）

桂枝甘草汤是桂枝和甘草的组合，若加芍药、生姜、大枣，则为桂枝汤（或桂枝加桂汤、桂枝加芍药汤）；若加麻黄、杏仁，则为麻黄汤；加茯苓、生姜，则为茯苓甘草汤；若加白术、附子，则为甘草附子汤；若加茯苓、白术，则成苓桂术甘汤；若加茯苓、大枣，则为苓桂甘枣汤；若加生姜、大枣，则为桂枝去芍药汤；若加龙骨、牡蛎，则为桂甘龙牡汤；若加桃仁、大黄、芒硝，则为桃核承气汤；或加半夏，则为半夏散（半夏汤）。

（2）干姜附子汤是以干姜、附子相组合，进而形成了众多的所谓"姜附剂"的类方，如四逆汤、通脉四逆汤、白通汤、白通加猪胆汁汤、通脉四逆加猪胆汤、四逆加人参汤、茯苓四逆汤等。由于干姜、附子相伍可以回阳救逆，所以这一类方也都具有回阳救逆的功效，可用于治疗少阴病阳虚阴盛证。诚如陈亦人在《伤寒论求是》中说："少阴阴盛阳虚证的治法主要是回阳救逆，计有八张方剂，都是干姜、附子相伍，又称为姜附剂。"

（3）栀子豉汤以栀子、豆豉相组合，功能清热除烦，其类方如栀子甘草豉汤、栀子生姜豉汤、枳实栀子豉汤等，都有清宣郁热以除烦的功效。栀子干姜汤、栀子厚朴汤虽无豆豉，但其组方仍属栀子豉汤类方之列。

（4）甘草干姜汤是甘草、干姜相配伍，为理中汤之半，属理中汤之类方，具有温运中阳的作用，吴仪洛认为"甘草干姜汤即四逆汤去附子也"，为"真胃虚挟寒之圣剂"。《伤寒论方解》说："干姜'温中止血'（《本经》），主'寒冷腹痛'（《别录》），甘草'缓正气，补脾胃'（李杲）。这两味药配合使用，可以温运脾阳，安抚肠胃，对虚寒性的脘腹疼痛，胃肠出血、呕吐下利，涎唾多而小便失禁者，都有疗效。仲景用本方治厥逆，咽中干，烦躁吐逆，并说用它的目的是'以复其阳'。这里应说明一下，甘草干姜汤所复的阳是脾胃的阳而不是心肾的阳，这种厥逆烦躁是由于脾阳不运，而不是由于亡阳，是太阴病而不是少阴病，所以只需用干姜而不需用附子。至于咽中干，是由于肺中冷，涎唾多，水气不归正化所致，而不是热伤津液所致。"

（5）芍药甘草汤虽无类方可言，但其组方乃桂枝汤之半，《伤寒论方解》将其列入"桂枝汤类"，其舒挛缓急的作用仲景在加减法中常有应用，如仲景在小柴胡汤的加减法中称："若腹中痛者，去黄芩，加芍药三两。"小柴胡汤中原有甘草，此加芍药，正成芍药甘草汤之用，舒挛缓急以治腹痛。通脉四逆汤加减法中亦有"腹中痛者，去葱，加芍药三两"，此加芍药与原方中之甘草相伍，亦是芍药甘草汤之制。《伤寒论方解》说："《本经》说芍药'主邪气腹痛'，《别录》说甘草'通血脉，利血气'。芍药和甘草配合使用，能统治多种腹痛；挟热者加黄芩，挟寒者加干姜，殆已成为中医的常识。"对于芍药之用，《伤寒论方解》尤有精辟分析："究竟芍药所治的腹痛是虚证还是实证呢？从建中汤重用芍药来看，好像芍药能治虚性腹痛。但从桂枝加芍药汤及桂枝加大黄汤之重用芍药来看，又好像芍药能治实性腹痛。其真象究竟是怎样呢？那就要从本草学上找根据了。《本经》说芍药主'邪气腹痛'。《别录》说芍药主'中恶腹痛'。谈到'邪气'和'中恶'，可见芍药所治是实痛而不是虚痛。再看，《本经》说它'除血痹、破坚积'，《别录》说它'散恶血，逐贼血'，仲景说：'太阴为病，脉弱，其人续自便利，设当行大黄芍药者，宜减之。'从这些话里更可以看出芍药所治是实痛而不是虚痛，其作用是泻而不是补。但小建中汤之重用芍药，又将怎样解释呢？编者认为这仍可引用'除血痹'三字来解释。所谓'血痹'，殆有局部血行障碍的意思。正因局部血行有了障碍，就可能导致某一部分的瘀血和另一部分的贫血，瘀血部分固然会发生实性的压痛，贫血部分也会发生虚性的挛痛。芍药既能'通顺血脉'，就一定能够消除局部的血行障碍。局部血行障碍得到消除以后，不但瘀血部分的压痛可以得到解除，贫血部分的挛痛也可以得到缓解了。不过芍药一药的作用是比较缓和的，其活血解凝的力量，既比不上水蛭、虻虫、蟅虫之类，也比不上大黄、牡丹皮、桃仁之类。正因为其作用缓和，所以虚者可以用，而大实痛者反不能单单靠它一味而得到解决。所以仲景用芍药治腹痛，除一律配以甘草外，虚者还要配以饴糖、当归等补血药，大实者还要配以大黄、牡丹皮等活血药。桂枝加大黄汤及小建中汤两方都重用芍药，而所治却有虚实的不同，就是一个有力的证明。"这里所论芍药的功用，与姜建国的看法基本一致。姜建国在《伤寒思辩》中首先指出讨论《伤寒论》的芍药，亦即汉代的芍药，"应结合《神农本草经》进一步分析之"。由此他说："《本经》谓：'芍药，味苦平，主邪气腹痛，除血痹，破坚积、寒热疝瘕，止痛，利小便，益气。'可证：其一，古代芍药，味苦不酸。其二，主要功能，非但不收敛，而以苦泄为主。其'除'、'破'、'利'，均是'泄'的功能的具体体现。其三，所谓'益气'，指益营阴之气，因芍药入营血、走经络，这正是桂枝汤中芍药的'和营'之功。由此可知，古代芍药不具酸收之特性，仲景之用亦是如此。用芍药 33 方中，除桂枝汤、新加汤、小建中汤、麻子仁丸、当归四逆汤、黄连阿胶汤等方体现补益营阴的功能外，余者大部分方治均以'泄'为主。如大柴胡汤的苦泄开结、通泻实邪，桂枝去桂加茯苓白术汤的苦泄散结、通利水邪，黄芩汤的苦泄去滞，通达脾络，四逆散的苦泄疏达，通阳导滞，桂枝加芍药汤的苦泄破滞、通络止痛等。尤其芍药之'主邪气腹痛'，也是仲景随证加减用药的规律。如小柴胡汤、通脉四逆汤、三物白散的加减法中，均'腹中痛，加芍药'。腹痛是脾络不通，气血瘀滞，即不通则通之谓。以芍药入血分，性苦泄之'通'，达到通则不痛之治疗目的，试问芍药为味酸收敛，何以治经脉凝敛不通的'腹中痛'？又腹痛本缘于经脉凝敛引急，又治以酸收，有此理否？"

（6）桔梗汤在仲景方中虽无类方之属，但对后世影响很大。李时珍说："仲景治肺痈唾脓，用桔梗甘草，取其苦辛清肺，又能排脓血补内漏也。其治少阴证二三日咽痛，亦用桔梗甘草，取其苦辛散寒，甘平除热，合而用之，能调寒热也。后人易名甘桔汤，通治咽喉口舌诸痛，宋仁宗加荆芥、防风、连翘，遂名如圣汤，极言其验也。案王好古《医垒元戎》载之颇详云，失音加诃子，声不出加半夏，上气加陈皮，涎嗽加知母、贝母，咳渴加五味子，酒毒加葛根，少气加人参，呕加半夏、生姜；唾脓血加紫菀，肺痿加阿胶，胸膈不利加枳壳，心膈痞满加枳实，目赤加栀子、大黄，面肿加茯苓，肤痛加黄芪，发斑加加防风、荆芥，疫毒加鼠黏子、大黄，不得眠加栀子。"（《本草纲目·第十二卷·草部》）陈亦人在《伤寒论译释》中说："本方甘草清火解毒，桔梗宣肺开结，与甘草汤并为治咽喉痛的祖方，后人在本方的基础上，根据不同的症状，有不少加味方剂，但则不出本方精神，李时珍所引的加减诸法，就足以说明其对后世方剂学的影响。又本方桔梗不独宣开肺气，且有排脓除痰的功用，观其用于治肺痈吐脓，即可证明。"

另外，尚有一些对药，虽非独立成方，但在一些类方中也是主要成分，如术附剂之真武汤、附子汤，均以白术与附子配合为主要成分。又如茯苓桂枝白术甘草汤、茯苓甘草汤、茯苓桂枝甘草大枣汤、五苓散等方都有茯苓与桂枝相伍，所以都有温阳利水的作用。

2. 数个药对联合应用：运用对药组方是《伤寒论》用药的特点之一，除"药对方"外，还有一些由药对与药对组合而成方者，例如，桂枝汤就是由桂枝、甘草与芍药、甘草这两个药对所组成，陈亦人在《伤寒论求是》中说："桂枝汤可分解为桂枝甘草汤与芍药甘草汤，反之，两方合剂加入姜枣，即是桂枝汤。桂枝甘草汤功能温阳，芍药甘草汤功能益阴，姜枣能内调脾胃而外和营卫，于是就更有助于理解桂枝汤的配伍意义。"半夏泻心汤实际上是由三组药物组合而成，即苦泻的黄连、黄芩，辛开的干姜、半夏，补中的人参、甘草、大枣，特别是黄连、黄芩与干姜、半夏相伍，就变成了苦泻辛开之剂了，加上补中的参、草、枣，主治中虚热结之痞证，其类方生姜泻心汤、甘草泻心汤同样具有这个特点。耿建国等说："药对是方剂中的方剂。每个方剂都是由一个或几个药对组成，一个或更多的药对有规律地定向搭配，就形成了方剂，如四逆汤回阳救逆的功效和通脉四逆汤破阴回阳、通达内外的功效，就是由附子、干姜这一药对所代表和体现的。麻黄汤中麻黄、杏仁与桂枝、甘草2个药对；小青龙汤有麻黄、桂枝，细辛、五味子，干姜、半夏，芍药、甘草4个药对。这些药对功能的有机结合，较好地体现了整个方剂的功效。""桂枝汤是由桂枝、芍药，桂枝、甘草，芍药、甘草3个药对组成。有关资料报道：桂枝与芍药，寒温并用，是调和营卫的要药，体现了桂枝汤解肌发表，调和营卫，滋阴和阳的基本作用。桂枝、芍药，桂枝、甘草，芍药、甘草3个药对配伍具有对体温、汗液失常，对心率、血压、大肠传导失常的双向调节作用。"[《伤寒论》药对配伍规律与特点，江苏中医，2000，21（9）：6]同样，理中丸（汤）也可以看成是人参、白术，干姜、甘草等药对组成；四逆散是由柴胡、枳实与芍药、甘草两个药对组成。再以麻黄升麻汤为例，此是《伤寒论》药味最多、争议最多的一首方剂，其组成可以说是多个药对的组合，陈亦人更认为是多个方剂的组合，他说："本方的主要作用是发越郁阳，所以麻黄用量最重，与石膏、炙草相伍，寓越婢汤意。其次是升麻、当归，各用一两一分，升麻既能佐麻黄以散郁升清，与黄芩、天冬、知母配伍，又能清肺解毒；当归与玉竹相伍，滋阴养血，并能防发越之弊。至于桂枝与芍药相伍，能和营解肌，白术与茯苓相伍，能运脾通阳，干姜与炙草相伍，又能温中祛寒。但这些药物的用量只有六铢，可见皆非主药，只能起到一些佐使作用。统观全方，药味虽多，仍然是有制之师。"又说："就本方的药味来说，还寓有越婢汤、桂枝汤、理中汤、苓桂术甘汤等方的主药在内。"所以说，一个组方严谨、方义明确、疗效可靠的方剂往往包含了若干个药对。

3. 配入方剂中应用：耿建国等认为"药对是方剂组成的基础。如果说方剂是针对一定病证的有机组合，那么药对就是一个不可忽视的重要组成单元。药对在《伤寒论》中常常作为一个完整的配对形式出现在方剂之中。综观《伤寒论》具有代表性的8种类方，虽然各方在原文中都有各自的适应病证，但同类方剂也必然存在着共同的主治功能和基本药对。如半夏、生姜、甘草三泻心汤皆治脾胃虚弱，寒热错杂所致的呕利之痞。半夏泻心汤以痞满而呕，肠鸣下利为主；生姜泻心汤兼有水饮食滞，以心下痞，干噫食臭，腹中雷鸣下利为主；而甘草泻心汤则因反复误下，脾胃虚弱较甚，以痞利俱甚，谷不化，干呕心烦不得安为主。此三方均由黄芩、黄连、半夏、人参、甘草、大枣、干姜（生姜）组成，其中有黄芩与半夏、黄连与半夏、半夏与干姜（生姜）、人参与甘草 4 个药对，这是以上三方的基本药物组成，也是其发挥基本药效的主要成分"。

　　将药对配入方剂中应用，既可以作为某一方剂的主要部分，也可作为方剂的次要部分，还可作为方剂的联合部分。

　　（1）作为方剂的主要部分，"药对"是方剂的核心。在由单味药向复方的演变过程中，药对起到了重要作用，增强了药物的作用及疗效，扩大了药物的治疗范围，奠定了方剂组成的基础，进而成为药物及方剂两门学科的核心内容。如小柴胡汤中的柴胡与黄芩、麻黄汤中麻黄与桂枝、白虎汤中的石膏与知母、四逆汤中的附子与干姜等。柴胡与黄芩，在小柴胡汤中起主导地位，是方剂的核心，舍此就不能构成和解之剂，也不能产生和解少阳的作用。麻黄与桂枝，在麻黄汤中是起主要作用的核心部分，舍此则不能产生辛温发汗解表的作用。同样，石膏与知母在白虎汤中起主导地位，舍此就不能产生辛寒清热的作用；附子、干姜是四逆汤的核心部分，舍此就不能发挥回阳救逆的作用。

　　（2）作为方剂的次要部分。药对在方剂的组成中，也有些是起辅助作用，即处于次要的地位。如桂枝汤中的生姜与大枣，生姜、大枣在桂枝汤中虽不如桂枝、芍药重要，但却起到了加强和辅助桂枝、芍药调和营卫的作用，故有谓"生姜辛散止呕，且助桂枝；大枣味甘益阴和营，以助芍药"。尤在泾说："此方用桂枝发散邪气，即以芍药摄养津气，炙甘草合桂枝之辛，足以攘外，合芍药之酸，足以安内。生姜、大枣甘辛相合，补益营卫，亦助正气去邪气之用也。"（《伤寒贯珠集》）可谓主次分明。又如桂枝、甘草，在单独组方时，即所谓"药对方"桂枝甘草汤时是方剂的核心，起着补益心阳的作用，"发汗过多，其人叉手自冒心，心下悸，欲得按者，桂枝甘草汤主之。"刘渡舟说："本方仅桂枝、甘草二药。桂枝辛甘温以补心阳，甘草甘温以滋心液，二药合用，又有辛甘化阳之效，以补心阳为主。心阳得复，则悸动自安。一次服，取药力集中，功专力锐之意。"又说："桂枝甘草汤是温补心阳之总方，温而不燥，补而不滞，后世温补心阳，多以此方为本。"（《伤寒论讲解》）对桂枝、甘草之用可谓推崇备至。然而，在仲景方中用桂枝、甘草配对组方的方剂较多，有的处于主导地位，有的则处在次要地位，其功效也不尽相同。柯雪帆说："桂枝汤、麻黄汤中的桂枝、甘草宣通卫阳，主要作用于体表；桂枝附子汤、甘草附子汤中的桂枝、甘草温通经络，主要作用于肌肉关节；小青龙汤、泽漆汤中的桂枝、甘草宣通肺气，温化肺中痰饮；苓桂术甘汤中的桂枝、甘草主要作用于脾；茯苓甘草汤中的桂枝、甘草主要作用于胃；小建中汤的桂枝、甘草主要作用于中焦，取其温振阳气，故称建中；苓桂味甘汤与桂枝加桂（肉桂）汤中的桂枝、甘草主要作用于肾；桃核承气汤与温经汤中的桂枝、甘草主要作用于血脉、胞宫；炙甘草汤与桂甘龙牡汤的桂枝、甘草主要作用于心。只用桂、甘二味，名桂枝甘草汤，大量顿服，可以温振心阳；竹叶汤中用小量桂枝、甘草，既能通阳解表，又可温阳益气；麻黄升麻汤中用微量、桂枝甘草，属于辅助之品。"（《张仲景药对选要》）对仲景用桂枝、甘草配对组方的功用、地位分析真是淋漓尽致，深得仲景之心。

（3）作为方剂的联合部分，如旋覆代赭汤中，旋覆花、赭石、半夏降逆化痰，人参、甘草益气和胃，加入具有辛散甘守、升清降浊及调和脾胃作用的生姜、大枣，使两类不同的药物衔接起来，更好地发挥出降逆和胃的作用。

另外，药对理论还有在炮制学中应用，如姜半夏就是根据生姜与半夏的相畏配对的原理，它既能起到和胃化痰的协同作用，又能起到生姜解半夏毒性的相制作用。矾水炒郁金就是根据组成白金丸药对郁金、明矾而提出的。余如吴茱萸炒黄连、蒲黄炒阿胶、鳖血拌柴胡以及蜜炙麻黄等，都是根据药对组成的思维模式而提出的。

二、"药对"往往是方剂的画龙点睛所在

药对与方剂一脉相承，密不可分，多数方剂都有药对配伍其中，药对可以说是方剂的精华所在，它像一条红线把不同的病机、

不同功用、不同主治的方剂联系在一起，使中医的辨证论治、异病同治、药物归经理论更具特色。因此，恰当的药对配伍，能取得事半功倍的治疗效果，能大大提高方剂的临床疗效。如麻黄升麻汤即有多个药对组成，寓有多个方剂，而以麻黄、升麻"药对"名方，则点出了"发越郁阳"的功效，可谓是"点睛"之用。

三、药对体现了方剂的整体疗效

耿建国等说："药对直接组成方剂。如温中复阳的甘草干姜汤、酸甘化阴的芍药甘草汤、急救回阳的干姜附子汤、清宣郁热的栀子豉汤等，均是由药对直接组成方剂，因此，这些药对的功效即整个方剂的功效。"[《伤寒论》药对配伍规律与特点，江苏中医，2000，21（9）：6]

四、药对切合病机

耿建国等说："药对是仲景在病皆与方相应的原则指导下，创造出的一种具有独特、稳定疗效的、特定的药物组配形式。由于药对具备了《伤寒论》方剂基本主治功能和疗效，揭示了有关药对与适应证，或某些特定病证与有关药对之间的稳定联系。因此，深刻理解和掌握仲景《伤寒论》药对的配伍规律及特点，把握住其方剂组成的基本药对，就能更好地继承和发扬仲景方剂配伍理论和经验，在临床诊治疾病过程中驾轻就熟，执简驭繁。"又说："六经各有主证、主脉、主方，六经亦各有药对。如太阳中风，桂枝与芍药，一散一收，解肌祛风，调和营卫；太阳伤寒，麻黄与桂枝，辛温发汗，解表散寒。阳明热证，石膏与知母，辛甘寒润，泄火滋燥；阳明实证，大黄与芒硝，攻下里实，通腑泄热。少阳经证，柴胡与黄芩，和解少阳，斡旋枢机。太阴为病，白术与干姜，温中散寒，健脾除湿。少阴虚寒，附子与干姜，温补脾肾，回阳救逆。厥阴为病，黄连与附子，阴阳互济，寒热并施等。""病情复杂，全面兼顾：①辛开苦降，升降相因：气机逆乱，升降失常之寒热阻结，中焦痞满之证，药用半夏配黄芩（半夏泻心汤、黄连汤）寒热并施，阴阳互调，辛开苦降，升清降浊。②安内攘外，表里兼治：太阳误下，表证未罢，腐秽积肠之大实痛兼有表证，药用桂枝配大黄（桂枝加大黄汤）发表攻里，散邪通腑；若但少腹急结，小便自利而外证已除者，桂枝、大黄相伍则宣阳行气，通经活血（桃核承气汤）。③寒热共济，阴阳并调：以黄连、附子为对，针对病入厥阴，寒热错杂，阴阳逆乱之证，寒热兼施，阴阳并调（乌梅丸）；若汗后阴阳两虚，症见恶寒，脉微细，脚挛急，则用附子配芍药扶阳益阴，阴阳双补（芍药甘草附子汤）。④温阳和阴，消除药弊：如'发热心下悸，头眩，身瞤动，振振欲擗地'的少阴病阳虚水泛证和'身体痛，手足寒，骨节痛，脉沉'之少阴阳虚寒湿身痛证，附子伍芍药（真武汤、附子汤），附子辛热补肾壮阳，芍药既可敛阴和营，又可制约附子刚燥伤阴之性。⑤调和阴阳，缓急止痛：太阳误下，腹满时痛，桂枝配芍药和脾缓急止痛（桂枝加芍药汤）；若脉浮取而涩，沉取而弦，心悸而烦，腹中急痛者，为脾胃虚寒，气血不足，少阳邪乘，上药又可辛温通阳，养阴益血，缓和急迫（小建中汤）。⑥外散表邪，内清郁热：表邪未解，邪热内蕴之表里俱实之证（大青龙汤证），或汗下之后，表邪未解，邪热壅肺之汗出而喘（麻杏甘石汤证），麻黄与石膏为伍，发汗散邪，清泄里热。大青龙汤是表寒重而里热轻，故重用麻黄六两，且配桂枝，而石膏仅用鸡子大一枚，要在峻发其汗而兼表里热；麻杏甘石汤证则是肺热壅盛，所以麻黄仅用四两，且不配桂枝，而石膏用至半斤，重在清泄肺热……《伤寒论》药对在方剂疗效中起着基本和核心的作用，它与整个方剂的作用趋势是一致的，其配伍变化和剂量的增减，可直接影响整个方剂的功能。"[《伤寒论》药对配伍规律与特点，江苏中医，2000，21（9）：6]

在药对的应用上必须紧扣病机，仲景方中有很多典型的药对，如在气血不足中，根据气为血帅，血为气母，二者阴阳互根，阴阳相生的理论，常以治疗气血阴阳不足的药对。如：气虚人参、白术（理中丸）；血虚当归、芍药（当归四逆汤）；阴虚百合、地黄（百合地黄汤）；阳虚附子、干姜（干姜附子汤、四逆汤）；对于脏腑功能偏盛偏衰，就运用治疗脏腑功能盛衰的药对。如肾阴不足生地、玄参；脾气不振人参、黄芪；清相火知母、黄柏；清胆热柴胡、黄芩（小柴胡汤）；清胃热石膏、知母（白虎汤）；清肺热用石膏、麻黄（麻杏石甘汤）；清肠热黄芩、黄连（葛根芩连汤）；中焦寒湿干姜、生姜（生姜泻心汤）等。

五、"药对"体现治法

有人说中医治法中八法及许多具体治法，在药对组成中都有所体现。如桂枝甘草汤中的桂枝与甘草、甘草干姜汤中的甘草与干姜为甘温扶阳法；芍药甘草汤中芍药与甘草为甘寒润阴法；大黄黄连泻心汤中的大黄与黄连为苦寒清热法（亦为降下法）；干姜附子汤干姜与附子为回阳救逆法；栀子豉汤中栀子与豆豉为宣郁透热法；赤石脂禹余粮汤中的赤石脂与禹余粮为涩滑固脱法；瓜蒂散中的瓜蒂与赤小豆及豆豉为涌吐法；栀子干姜汤中的栀子与干姜则为寒热兼施、辛开苦降并用法等。还有黄连、阿胶相伍的黄连阿胶汤清热与养阴同用；证属正虚邪实，所以又是祛邪与扶正并施。吴鞠通谓此方之主治证为"阴既虚而实邪正盛"，并说"邪少虚多者，不得与黄连阿胶汤"，他说："以黄芩从黄连，外泻壮火而内坚真阴；芍药从阿胶，内护真阴而外抑亢阳。"纠正了本方滋阴清热的传统说法。这些药对均能体现其具体的治法，药对与治法紧密联系在一起。

鉴此，在临床上往往根据病证治疗上的需要来运用药对，如调和营卫用桂枝、芍药（桂枝汤）；疏肝柔肝用柴胡、芍药（四逆散）；和胃止呕用生姜、半夏；缓急止痛用芍药、甘草（芍药甘草汤）；利咽用甘草、桔梗（桔梗汤）；除满消胀用枳实、厚朴（栀子厚朴汤、小承气汤）等。这些都是在仲景方药对理论的指导下进行的。

六、"药对"可以执简驭繁

"药对"可以执简驭繁，从而可以避免药味堆砌及杂乱无章，有药无方。由于药对是方剂的核心与精华所在，是在中医药理论的指导下形成，能够体现治法，所以运用药对组成的必然是配伍精当，组方严谨，药少效宏。杨新年等通过对仲景方药对配伍的研究，总结了仲景方中12种药对配伍应用的规律，"既灵活多变，又恪守理法"，充分说明了其执简驭繁的特点。现摘录于后：

1. 温中祛寒与补脾益气配伍：理中丸、吴茱萸汤均以良好的温中祛寒效果而著名于世，两方中的干姜与人参、吴茱萸与人参是著名的温中祛寒药对。脾胃虚寒以虚为主，虚即所谓脾胃之气虚，而寒邪多由虚而产生或由虚而感，两方的组成均注意到脾胃虚寒的这一特点，其配伍中均以温中祛寒药和补脾益气药结合使用，以提高温中祛寒的效果。理中汤（丸）用干姜温脾散寒，吴茱萸汤用吴茱萸温中暖胃，然二方均辅以人参益气补脾。脾胃气虚得补，则脾阳易复、胃寒易去。

2. 温肾回阳与温脾暖中配伍：四逆汤回阳救逆，主治少阴病心肾阳气虚衰之虚寒重证。方中附子与干姜，堪称回阳救逆的最佳药对。心肾阳气虚衰则必然寒水侮土和火不生土，故后天脾阳必然随之而衰。四逆汤中附子与干姜同用，前者温肾祛寒以回少阴先天元阳，后者温脾散寒以暖太阴后天脾土，脾土得温，则土以制水。后天得救，则先天元阳可救，故能大大提高回阳救逆功用。

3. 温热胜寒与辛散祛寒配伍：小青龙汤、大黄附子汤皆善祛沉寒痼冷。小青龙汤温肺化饮见长，大黄附子汤除肠胃积冷功效卓著，两方中皆有温热与辛散配伍使用的药对，温热以胜寒，辛热以祛寒，温散相合而沉寒易除，小青龙汤中干姜与细辛配伍，以速求温肺而化寒饮；大黄附子汤中附子与细辛合用，以速除脏腑内里阴寒。

4. 辛散疏肝与补血养肝配伍：四逆散功可疏肝调肝，为后世行气疏肝方剂之鼻祖。方中柴胡与芍药配伍，为疏肝调肝的良好药对。肝为刚脏，体阴而用阳，既主藏血，又主疏泄。该方配伍仲景以柴胡和芍药并用，柴胡行散以疏肝，芍药补血以养肝柔肝。相互配伍，既助其肝木调达疏泄之用，又护其阴血之体以免被伤，从而可获疏肝调肝之良效。

5. 疏散透达与清肝泄热配伍：小柴胡汤和解少阳，方中柴胡、黄芩组对而用，柴胡辛散，黄芩苦寒；柴胡入胆，辛散之性，用之以透达少阳表里枢机；黄芩苦寒，清热泻火，用之以清解少阳胆府内热，如是则外透内清，少阳表里邪气尽去而建和解少阳之功。

6. 发汗散寒与温经透营配伍：麻黄汤为发汗峻剂，主治恶寒无汗之风寒表实证，麻黄和桂枝是发汗解表的最佳药对，风寒表实，毛窍闭塞，肺气不宣，肌表之营卫皆郁，该方首取辛温发散，归经入肺的麻黄以发汗散寒，宣肺达卫，复用辛甘而温，归经心肝的桂枝以温经散寒，透达营阴。麻黄与桂枝组对而用，使卫气外发，营阴通透，则汗液易出而有峻汗之效。

7. 泻下攻积与软坚润燥配伍：大承气汤、调胃承气汤均治阳明腑实，燥屎内结，两方中仲景均以大黄和芒硝配伍成对使用。大黄苦寒之性，号称将军而擅长攻积泻下；芒硝咸寒，性能软坚润燥，两药相须为用，攻润互济，组对而用则使燥屎得以速下。

8. 行散消胀与下气破结配伍：厚朴七物汤、厚朴三物汤均治肠胃气滞，腹中满痛，大承气汤、小承气汤均治阳明腑实，脘腹痞满，疼痛拒按。四方中，行气除满皆以厚朴、枳实相伍成对。厚朴善行散而除满，枳实行气下气，性猛而速，善破积气。二药相伍，行气下气功效卓著，而肠胃气滞得以速通。

9. 泻火清热与泻热通腑配伍：《伤寒论》大黄黄连泻心汤、《金匮要略》泻心汤均治邪热结聚心下，火邪内炽病证。二方均以大黄、黄连相伍为对。黄连善泻心胃之火而除烦热，大黄能泻胃火且通下腑气。相伍为用，既清且降，而心下火邪结聚得以速清。

10. 泻火清心与滋阴养血配伍：黄连阿胶汤主治少阴水亏，心火独亢之心中烦热。黄连和阿胶为对治少阴烦热。黄连善清心火而除烦热，阿胶滋肾水、养心阴，同用则可使火退水复而烦热可定。

11. 泻火清热与温中散寒配伍：半夏泻心汤主寒热互结之心下痞满，黄连汤主胸内有热，胃中有寒之上热下寒呕吐；干姜黄芩黄连人参汤主寒热相格之食入口即吐。三方中皆有黄连与干姜相配合。黄连泻火清胃于中上，干姜温脾散寒于中下，二药相伍以用，平调寒热互结于中而脾气不伤。

12. 温里散寒与泻下攻积配伍：大黄附子汤，功可祛沉寒积滞于下，为温下之方。仲景于该方中，将大黄与附子相伍为对以温下寒积。大黄善于攻下而除积滞，附子性大热而温里散寒，联合运用，既能泻下积滞而不再伤阳气，且能温里助阳以胜阴寒。

杨氏等最后说："以上药对的配伍应用，充分显示了张仲景的用药经验，熟练地掌握这些药对的运用方法，并从中认识其配伍应用的规律，将之运用于临床方剂的组成，必将提高方剂的临床疗

第二章　方剂配伍源起于药对配伍

效。"［张仲景药对配伍应用浅探，山东中医杂志，2001；20（8）：457］

另外，仲景方中还有一些比较特殊的药对配伍，主要具有以下特点：一是它们的使用与中医药学的一般规律不同，往往是无是证用是药，如纯寒证配伍寒药，如治脾阳虚出血证的黄土汤中附子、黄芩配伍。二是为了考虑脏腑间的关系或制约其亢逆的药对配伍，前者如补泻同施、散收并用（小青龙汤之干姜与五味子）；后者如刚柔相济，如黄土汤中附子与阿胶；动静结合，如厚朴加生姜半夏甘草人参汤中人参与厚朴。三是特殊药对在方剂配伍中占少数，但有"牵一发而动全身"的效果，如反佐以取之，白通加猪胆汁汤之干姜、附子与猪胆汁；开上通下，麻仁丸之杏仁与大黄；上病下取，凉膈散中之连翘与大黄，清下并用。

第三章　仲景"药对"的配伍模式

仲景组方，从整体观念出发，处处体现了对立统一的规律，既有原则性，又有灵活性，充分体现了仲景在药物配伍相反相成的思维方法，其在药对组合上也同样具有这一特点。

第一节　寒热并用

从疾病属性论治，有谓"热者寒之，寒者热之"，然对于寒热错杂之病证，单热之则有益火之弊，纯寒之又有损阳之虞，则需要以功能、性味相反之药物组方，使其清则热去而不过寒，温则寒却而不过热，互相牵制，促使机体重新达到相对平衡状态。

1. 解表清里：大青龙汤是治疗风寒表实而兼里热烦躁证之主方，既有风寒外束，又见里热烦躁，风寒表实非辛温不能散其寒，里之郁热非寒凉不能清其热，是时仲景用辛温之麻黄伍辛甘寒之石膏，使风寒得麻黄之辛温发汗而外解，郁热得石膏之辛甘寒而内解。李培生说："盖病由表实，治当发汗。但外寒内热，郁蒸不解，而汗为血中津液所化。故重用辛温复入辛凉之法，以除阳热之实，而和阴液。云腾雨施，清内攘外，而津液不伤，斯为善治。"（《柯氏伤寒附翼笺正·上卷·太阳方总论》）《中医药学高级丛书·伤寒论》说："以太阳伤寒，外寒固闭，阳郁为热，不汗出而烦躁之证。必速发其汗，以解其固闭，为当务之急。外闭得解，内郁方有宣泄之路，此为立意创方之主体。然则毕竟内热由生，烦躁显露，是不可率用辛温峻剂，而无所顾忌，故加石膏辛寒之品，清内热而无碍宣发之功。如此寒温并用，升降合度，则外寒散而内热可消，无怪前人有喻为'龙升雨降'者。"

2. 和解少阳：小柴胡汤是和解少阳的主方，其组方也是寒热并用。柴胡苦辛微寒，具有轻清升散、宣透疏解的特点，既能透达少阳之邪从外而散，又能疏泄气机之郁滞；黄芩苦寒泄降，以清泄少阳胆热；柴胡之升散，得黄芩之泄降，能使邪热外透内清。生姜、半夏辛温降逆止呕，人参、甘草、大枣甘温益气扶正。其寒热苦辛甘并用，和解表里，疏利三焦，通达上下，宣通内外，运转枢机。《现代临床方剂学》认为其配伍特点是："以祛邪为主，兼顾正气；以和解少阳为主，兼和胃气。诸药配伍，则邪气得解，枢机得利，胆胃调和。"柯韵伯谓"此为少阳枢机之剂，和解表里之总方也。"

3. 辛开苦降：半夏泻心汤是仲景治疗中虚热结而胃气壅滞之痞证，是方寒热苦辛甘温并用，以成辛开苦泄之剂。方中以芩、连之苦寒，泻无形之邪热；干姜、半夏性热温中，味辛开结散痞。更用参、草、枣甘温补中益气以资中虚，且可防芩、连苦寒伤阳和姜、夏辛热伤阴。全方芩、连苦寒清热泄降，姜、夏辛温温中开结，参、草、枣甘温益气补虚，即所谓"寒热互用以调其阴阳，苦辛并投以调其升降，补泻兼施以顾其虚实"。总之，是方寒热互用，辛开苦降。

4. 清上温下：太阳病误下，脾胃受损而中焦虚寒，同时因误下而致外邪乘虚内陷而热扰胸膈，以成上焦有热而中焦有寒之证。上焦有热，故见身热不去而微烦，中焦有寒，原文虽未明言，从临床推测，则当见腹满腹痛或食少便溏等症。仲景治以栀子干姜汤，以栀子苦寒泄热以清上焦，干姜辛温祛寒以温脾阳。邪热去则烦止，中阳复则脾健，如此寒温并用，相反相成。此外，黄连汤亦属寒热相伍而治上热下寒之证，以黄连伍干姜，《医宗金鉴》谓此方"寒温互用，甘苦并施，以调理阴阳而和解也"。

5. 旨在反佐：《素问·至真要大论》有"微者逆之，甚者从之"之说，即疾病严重时往往会出现寒热或虚实之真假，或出现格拒现象，是时可于温热剂中少加寒凉之品，或于寒凉剂中少加温热之属，以消除寒热之格拒，如白通加猪胆汁汤、通脉四逆加猪胆汁汤。《伤寒论》说："少阴病，下利，脉微者，与白通汤。利不止，厥逆无脉，干呕烦者，白通加猪胆汁汤主之……"《中医药学高级丛书·伤寒论》说："'少阴病，下利，脉微者，与白通汤'。阳虚阴盛之下利，与白通汤治疗，理应病情有减，今病情不见轻减反而增剧，不但利不止，反而增见厥逆无脉、干呕烦等证，原因何在？根据仲景以'白通加猪胆汁汤主之'推测，此非药不对证，而是由于过盛之阴邪与阳药发生格拒所致，诚如王太仆所说：'甚大寒热，必能与违其性者争雄，异其气者相格也。'根据《素问·至真要大论》'甚者从之'的治疗原则，故仍主以白通汤，更加入咸寒苦降的猪胆汁、人尿以反佐，使热药不致于被阴寒之邪所格拒，从而达到破阴回阳的目的。"章虚谷说："阴阳二气，互相为根，故可互相为用，此方即《内经》反佐之法也。以下利脉微，先以白通汤辛热助阳，以辟寒邪，而利不止，反厥逆无脉，干呕而烦者，其本身阳微欲绝，寒邪格拒，故辛热之药不能入，而反佐咸苦阴寒为引导。然而热药得入，以回垂绝之阳……盖寒热之药同煎，则气味相和，化为温平。此方热药煎好，然后和入寒药，则各行其性，导阳药入阴，使阴阳交通而无格拒之患，此阴阳互根为用，由其互相为根故也。可知仲景之法，皆阴阳气味，裁制权宜，而配合者，义理精微，有难言喻。"（《伤寒论本旨·少阴篇方》）

对于白通加猪胆汁汤加入猪胆汁、人尿之用，多数注家认为是取其反佐，为从治之法，但也有认为不仅是从治反佐，更能引阳入阴，如刘渡舟说："白通加猪胆汁汤，在白通基础上加入人尿、猪胆汁，一般认为是从治反佐之法，阴盛格阳于外，寒之极则拒受温药，故用人尿之咸寒，胆汁之苦寒，以使药能下咽，不致发生格拒，反佐姜附之回阳。我认为，吐逆下利，阴阳俱伤，不但阳虚，而且阴竭，下利不止，阴液走泄，已成涸竭之势。白通补阳有余，不能滋阴，阴涸阳衰，阴阳格拒，手足厥逆，至为危殆，惟有人尿、胆汁补阴液，滋涸竭，引阳补阴，此方独妙。"［答《伤寒论》有关问题，河南中医，1981，1：14］陈亦人也说："本方用人尿、猪胆汁，大多认为是取其从治，使无格拒之患。但成氏解释通脉四逆加猪胆汁汤方义时，有'胆苦入心而通脉，胆寒补肝而和阴'的

说法，可见还有补阴作用，应相互参考。"（《伤寒论译释》）

6. 舍性存用：在有些处方中，其药物组成虽有寒热之异，而成方则非治寒热之证，如仲景麻黄杏仁甘草石膏汤，是方辛温之麻黄与辛寒之石膏相伍，而主治之证则为邪热壅肺而肺气不宣之证，方中麻黄用四两而石膏用半斤，是时旨在用麻黄以宣肺平喘，而非其辛温发汗，可见此麻黄之用实是"舍性存用"之法。麻黄辛甘温，宣肺平喘，石膏辛甘大寒，清泄肺胃之热以生津，二药相伍，取麻黄以宣肺，用石膏以泄热，石膏倍于麻黄，不失为辛凉之剂，麻黄得石膏，则宣肺平喘而不助热，石膏得麻黄，清解肺热而不凉遏。王旭高说："用麻黄开达肺气，不是发汗之谓。重用石膏，急清肺热以存阴，热清喘定，汗即不出而阳亦不亡矣。且病喘者，虽服麻黄而不作汗，古有明训，则麻黄为治喘要药，寒则佐桂枝以温之，热则佐石膏以清之，正不必执有汗无汗也。"（《王旭高医书六种·退思集类方歌注》）陈亦人说："本方作用不在发汗解表，而在宣畅肺气清泄肺热，肺热清而肺气畅，则喘咳自愈……又本方与大青龙汤都是麻黄石膏同用，但大青龙汤麻黄重用至六两，且合桂枝，而石膏只用鸡子大一枚，是重在发汗解表而兼清内热。本方麻黄只用四两，且不合桂枝，而石膏则用半斤，是重在清泄肺热兼达肌表。"（《伤寒论译释》）

7. 扶阳益阴：仲景扶阳益阴之方有芍药甘草附子汤、炙甘草汤等，其组方也是寒热相伍，用甘寒之品以益阴，用辛热之药以扶阳，从而达到阴阳或气血并补，适用于阴阳或气血两虚之证。"发汗，病不解，反恶寒者，芍药甘草附子汤主之。"芍药甘草附子汤，芍药苦而微寒，附子辛而大热，甘草甘温，三药合用，扶阳益阴，陈灵石说："方中芍药甘草，苦甘以补阴，附子甘草，辛甘以补阳。附子性猛，得甘草而缓；芍药性寒，得附子而和，且芍药多而附子少，皆调剂之妙，此阴阳双补之良方也。"周禹载说："汗多为阳虚，而阴则素弱，补阴当用芍药，回阳当用附子，势不得不芍附兼资，然又惧一阴一阳，两不相和也，于是以甘草和之，庶几阴阳谐和而能事毕矣。"炙甘草汤也是寒热相伍，也是气血阴阳并补，曹颖甫说："本方有七分阴药，三分阳药，阴药为体，阳药为用。"吕搽村说："君以甘草，坐镇中州，而生地、麦冬、麻仁、大枣、阿胶之属，一派甘寒之药，滋阴复液，但阴无阳则不能化气，故复以桂枝、生姜，宣阳化阴，更以清酒通经隧，则脉复而悸自安矣。"（《伤寒寻源》）徐忠可更指出："后人只喜用胶地等而畏用姜桂，岂知阴凝燥气，非阳不能化耶。"陈亦人说："汗后阳虚，阴液也必然受到一定的耗损，而营阴卫阳两虚，所以用芍药甘草附子汤扶阳益阴，双方兼顾。"（《伤寒论译释》）刘渡舟说："芍药甘草附子汤由附子、甘草、芍药三药组成，附子力大气雄补阳气之虚；芍药滋阴养血以补阴气之衰；炙甘草合附子则化阳，遇芍药则化阴，共奏阴阳双补之功。"（《伤寒论讲解》）

对于阴阳两虚证，仲景治法有三：除扶阳益阴、阴阳并补外，还有"只扶阳而不益阴，通过扶阳以达到益阴之用"和"先复阳后复阴"之法。只扶阳而不益阴，通过扶阳以达到益阴之用，如"太阳病，发汗，遂漏不止，其人恶风，小便难，四肢微急，难以屈伸者，桂枝加附子汤主之"。是证是汗不如法以致卫阳虚而漏汗不止，因漏汗不止而阳虚液亏，治以桂枝加附子汤旨在扶阳固表，从而达到卫阳复→肌表固→漏汗止→津液复。陈亦人说："本证漏汗恶风，仅是卫阳虚，而未达到肾阳虚的地步，溲难肢急，也仅是暂时液脱不继，而未达到真阴耗竭的程度，况且病机侧重在卫外不固，所以治疗不需四逆诸方，只用桂枝汤加附子一味以复阳固表为主，阳复则表固汗止，汗止则液复，而溲难肢急自愈。这正是治病求本的科学价值所在。"（《伤寒论译释》）刘渡舟说："阴阳两亏之证，似当阴阳双补，但病因过汗伤阳，阳不摄阴所致，其阳不固，则汗漏不止，虽补阴填液，也属无济于事。故治以固阳摄阴之法，阳气固，阴即存。且阳生则阴长，阳复则气化复常，阴津自生，虽未用补阴生津之药，实寓有'存津液'之奥意。从而提示临证施治，要注意抓病机的主要矛盾方面。"（《伤寒论讲解》）先复阳后复阴，即《伤寒论》第 29 条中所谓"作甘草干姜汤与之，以复其阳；若厥愈足温者，再作芍药甘草汤与之，其脚即伸"。陈亦人说："这时的救治方法，照理可以复阳益阴同时并进，但这不能算是最佳方案，要想提高治疗效果，最好是采取先复其阳，再复其阴的治疗步骤：于是先用辛甘化阳的甘草干姜汤；待厥回足温后，再用酸甘化阴的芍药甘草汤，阴液复则脚胫自能伸展自如。"（《伤寒论译释》）刘渡舟则指出："在阴阳俱虚时，是先扶阳，还是先补阴，本论在第20条采用了固阳以摄阴的方法，在本条采用了先扶阳后复阴的方法，提示在伤寒病中，扶助阳气的重要性，由于寒为阴邪，最易伤阳，故凡治伤寒，首当顾护阳气。这也是和温热邪气最易伤阴，凡治温病，尤当注意保护阴液所不同的地方。"（《伤寒论讲解》）三是扶阳益阴，阴阳并补之法，即前述芍药甘草附子汤、炙甘草汤之法。

第二节　散收相伍

散和收是两种相反的治疗方法，散即发散、宣散，一般味多辛香，具有宣肺解表，行气解郁等功能，是针对外感疾病邪气在表而设；收即收敛、收涩，具有收涩固脱等功能，是为固护正气、津液而设。前者易伤正，后者易留邪，二者相伍为用，则可取长补短，使散不伤正，收不滞邪。如桂枝汤，为太阳病风邪袭表，卫强营弱，营卫不和而设，方中桂枝辛温，祛风解表为君药，芍药苦酸和营敛阴为臣药，二者一散一收，发表中有敛汗之意，和营中有济卫之功，另有生姜助桂枝以散表邪，大枣助芍药以和营阴，其为佐药，炙甘草调和诸药为使，诸药相合，使微微欲似汗出，表邪得解，营卫和调。《医宗金鉴》说："桂枝君芍药，是于发汗中寓敛汗之旨，芍药臣桂枝，是于固表中有微汗之道焉。"可见桂枝与芍药相伍，则刚柔相济，散中有收，开中有合，使表证得解，营卫调和。四逆散功能疏肝解郁，为肝气郁结，气机不利，阳郁于里不能布达四肢致厥而设。结者散之故用柴胡、枳实疏肝行气解郁，发越郁阳。散者收之，故用芍药敛阴和营以调肝脾，甘草缓急和中，正如方有执说："故用柴胡以解之，枳实以泻之，芍药以收之，甘草以和之也。"合用则肝气调达，郁阳得伸，肢厥自愈。如小青龙汤、射干麻黄汤之麻黄、细辛与五味子同用，亦属散收相伍的法则。

第三节　升降合宜

升是上升，降是下行。升者升其清阳，降是降其浊阴。《内经》

说："清阳出上窍，浊阴出下窍。"升清降浊是脏腑的正常生理功能。气机的升降出入运动是人体生命活动的根本保证，气机的升降是对立统一的矛盾运动。升降出入有序，则人体健康。反之，脏腑升降功能失调，则会出现清阳下陷，浊阴上泛，上下移位，阴阳乖乱的局面。在治疗上就应当利用药物升降之性，来纠正脏腑的升降失调，如果升降混淆，清浊不分，清气下陷与浊阴上泛同时存在，便应当把升浮药与沉降药配伍在一起，使升者当升，降者当降，这种配伍方法就叫"升降合宜"。如栀子豉汤之栀子配豆豉，栀子味苦引热下行，豆豉轻浮上行解郁，两药一升一降，对于郁热留扰胸膈所致的虚烦不眠等证，最为合拍。

仲景重视人体气机的调节，如治疗胃虚痰阻噫气不除的旋覆代赭汤，用旋覆花、赭石、半夏、生姜理气化痰以降浊，复用人参、炙甘草、大枣健脾养胃以升清，诸药合用，降中有升，升中有降，升降相因，阴阳并调，使清升浊降，气机调畅，诸症悉除。又如治寒邪犯胃，浊阴上逆，或干呕、吐涎沫、头痛的吴茱萸汤，方中重用苦温之吴茱萸为君，以降肝胃之寒逆，用辛温之生姜散胃中寒饮水气，又用甘温之人参、大枣升补脾胃之清阳。

第四节　虚实攻补兼施

"虚者补之，实者泻之"，然虚实夹杂之证，补正有实实之咎，祛邪有虚虚之虞，治疗时就必须注意扶正与祛邪的辩证关系，仲景根据邪正消长的程度，决定"扶正以祛邪""祛邪以扶正"的治疗原则，将其攻补作用相反的药物有机地配伍，使其补不助邪，攻不伤正。

审度正虚，扶正祛邪：扶正以祛邪，适用于以"精气虚"为矛盾主要方面的内伤杂病。

论治邪实，祛邪扶正：祛邪以扶正，适用于"邪气盛"为矛盾主要方面的内伤杂病。

1. 攻补兼施："……其人漐漐汗出，发作有时，头痛，心下痞硬满，引胁下痛，干呕短气，汗出不恶寒者，此表和里未和也，十枣汤主之。"十枣汤，方以甘遂、大戟、芫花配大枣，甘遂、大戟、芫花为攻药，大枣为补药。攻药是针对水邪充斥内外而设，三味并用，使其速荡水积。但水气结则正气必虚，毒药攻邪必伤胃气。仲景用大枣之甘温，一则缓其峻毒，二则顾其脾胃，以攻为主，攻中寓补。

2. 补消兼施："发汗后，腹胀满者，厚朴生姜半夏甘草人参汤主之。"厚朴生姜半夏甘草人参汤，方中人参配厚朴，人参补气益阳固本，厚朴下气散结消胀。一补一消，补消相济，是治疗中虚气馁、脘腹胀满的常用药物。中焦气虚腹胀，若无人参则中虚不复，若无厚朴则满胀不消。

3. 补通兼施："手足厥寒，脉细欲绝者，当归四逆汤主之。"当归四逆汤，方中当归、白芍配通草、细辛，当归、白芍补血和营，通草、细辛通利经脉，补通合用，补则营血得养，通则寒散脉通。适用于血虚寒郁、经脉不利的寒凝之证。《医宗金鉴》在论述当归四逆汤时说："此方取桂枝汤，君以当归者，厥阴主肝为血室也；佐细辛味极辛，能达三阴，外温经而内温脏；通草性极通，能利关节，内通窍而外通营。"实为中肯之言。

4. 补清兼施：方如白虎加人参汤、竹叶石膏汤，方中人参配石膏，人参甘温补虚，石膏辛寒清热，补清结合，寒温并用，以治温热热盛于里、气津两伤，症见壮热、烦渴、汗多、脉弱无力者。

综上所述，药对是仲景在"病皆与方相应"的原则指导下，创造出的一种具有独特、稳定疗效的、特定的药物组配形式。由于药对具备了《伤寒论》方剂基本主治功能和疗效，揭示了有关药对与适应证，或某些特定病证与有关药对之间的稳定联系。因此，深刻理解和掌握仲景《伤寒论》药对的配伍规律及特点，把握住其方剂组成的基本药对，就能更好地继承和发扬仲景方剂配伍理论和经验，在临床诊治疾病过程中驾轻就熟，执简驭繁。

第四章 "药对"应用举要

第一节 《内经》药对

《内经》（包括《素问》《灵枢》），是现存最早的中医学经典著作，奠定了中医学辨证论治的理论，虽然其中载方不多，只有 13 方，其中即有"药对方"，为药对的应用开创了先河。现简介于后。

1. 乌贼骨芦茹丸：是方由乌贼骨和芦茹组成，方出《素问·腹中论》："帝曰：有病胸胁支满者，妨于食，病至则先闻腥臊臭，出清液，先唾血，四肢清，目眩，时时前后血，病名为何？何以得之？岐伯曰：病名血枯，此得之年少时，有所大脱血，若醉入房中，气竭肝伤，故月事衰少不来也。帝曰：治之奈何？复以何术？岐伯曰：以四乌贼骨，一芦茹，二物并合之，丸以雀卵，大如小豆，以五丸为后饭，饮以鲍鱼汁，利肠中及伤肝也。"《黄帝内经素问译释》说："'乌贼骨'：一名海螵蛸。《本草纲目》：'主女子血枯病，伤肝，唾血，下血''芦茹'：即茜草。《本草纲目》：'通经脉，活血行瘀'。"《施今墨对药》说："海螵蛸禀水中阳气，有收敛止血、止泻、固经止带，制酸止痛之功；茜草凉血止血，行瘀通经。海螵蛸以收为主，茜草以行为要。二药伍用，一涩一散，一止一行，动静结合，相反相成，共收止血而不留瘀，活血而不耗血之妙。"

2. 半夏秫米汤：是方由半夏和秫米组成，方出《灵枢·邪客篇》："今厥气客于五脏六腑，则卫气独卫其外，行于阳，不得入于阴。行于阳则阳气盛，阳气盛则阳跷陷；不得入于阴，阴虚，故目不瞑……补其不足，泻其有余，调其虚实，以通其道而去其邪，饮以半夏汤一剂，阴阳已通，其卧立至……其汤方以流水千里以外者八升，扬之万遍，取其清五升煮之，炊以苇薪火沸置秫米一升，治半夏五合，徐炊，令竭为一升半，去其滓，饮汁一小杯，日三稍益，以知为度。故其病新发者，覆杯即卧，汗出则已矣，久者三饮而已也。"《高等医药院校教材·内经讲义》（五版）说："半夏、秫米，所以有如此疗效，主要是调和阴阳的作用。因半夏味辛，直驱少阴厥逆之气，使其上通于阳明；秫米甘寒，能泄阳补阴，致使阴阳和调，故能治不眠之证。流水千里，扬之万遍（《金匮要略》称为'甘澜水'），取其流畅而无阻滞，以加强药效。"张锡纯说："观此方之义，其用半夏，并非为其利痰，诚以半夏生于夏半，乃阴阳交换之时，实为由阳入阴之候，故能通阴阳和表里，使心中之阳渐渐潜藏于阴，而入睡乡也。秫米即芦稷之米（俗名高粱），取其汁浆稠润甘缓，以调和半夏之辛烈也。"《施今墨对药》说："半夏燥湿化痰，和胃降逆，消痞散结；秫米和胃安眠。半夏通阴阳和表里，使阳入阴而令安眠；秫米和脾胃，制半夏之辛烈，以使安睡。二药参合，阴阳通，脾胃和，升降灵，运行不息，其人即可入眠。故《内经》谓'饮药后，覆杯即瞑'，言其效之神速也。"

3. 左角发酒：方由左侧头角之发成炭研末，以酒送服，用治尸厥，方出《素问·缪刺论》："邪客于手足少阴、太阴、足阳明之络。此五络皆会于耳中，上络左角，五络俱竭，令人身脉皆动，而无形知也，其状若尸，或曰尸厥……鬄其左角之发，方一寸，燔治，饮以美酒一杯，不能饮者灌之，立已。"鬄，同剃。《高等医药院校教材·内经讲义》（五版）说："李时珍说：'发为血之余'，故发亦为血余。性味苦涩微温，能治血病，为止血消瘀之良药。功能消瘀利窍，治血瘀阻塞，通利小便。酒性温热，功能温经散寒，活血通血脉，通达表里。所以本方具有通行经络，消瘀利窍，和畅气血作用。五络通，气血行，阴阳调，则神志清。"

4. 鸡矢醴：方由鸡矢白和醴组成，方出《素问·腹中论》："黄帝问曰：有病心腹痛，旦食则不能暮食，此为何病？岐伯对曰：名为鼓胀。帝曰：治之奈何？岐伯曰：治之以鸡矢醴，一剂知，二剂已。"矢，同屎，鸡矢，实际上是鸡矢白。醴是一种略有甜味、很淡的酒，曾是夏商时期的常饮酒之一。就是将鸡矢白浸泡在甜酒中，《高等医药院校教材·内经讲义》（五版）说："鸡矢醴的制作及服用法，《本草纲目》引何大英云：'用腊月干鸡矢白半斤，袋盛，以酒醋一斗，渍七日，温服三杯，日三；或为末，服二钱亦可。'此方民间现仍常用以治小儿消化不良之腹胀有佳效。用法：将鸡矢白晒干，焙黄，研末或作丸剂，温开水送服。又法将鸡矢白晒干，焙黄一两，米酒三碗，煎数沸，去滓，过滤，澄清，空腹服，一日二次。"又说："《本草纲目》曰：'（鸡）屎白，气味微寒，无毒。'鼓胀生于湿热，亦有积滞而形成的。鸡屎能下气消积，通利大小便，故治鼓胀有特效。但若属于虚证之鼓胀病，则不宜使用本方，正如张介宾说：'鸡矢……攻伐实邪之剂也……凡鼓胀由于停积及湿热者，皆宜用之。若脾胃虚寒发胀及中气虚满等证，最所忌也，误服则死'。"醴为酒类，其性辛热，温通气血，既能助鸡矢之通利，又能防其攻伐太过。

5. 菱翘饮：方由菱、翘的根组成，方出《灵枢·痈疽篇》："发于胁，名曰败疵。败疵者，女子之病也。灸之，其病大痈脓。治之，其中仍有生肉，大如赤小豆。剉菱翘草根各一升，以水一斗六升煮之，竭为取三升，则强饮，厚衣，坐于釜上，令汗出至足，已。"败疵，即胁痛；菱，即菱角；翘，即连翘。《高等医药院校教材·内经讲义》（五版）说："菱角根能清热发汗；连翘根能凉血解毒。"可见菱角根和连翘根都能清热解毒，二味相须而用，以增强清热解毒消痈作用。"厚衣，坐于釜上，令汗出至足，已"，对后世服药护理有很大启迪，如仲景用桂枝汤的"温覆"，用防己黄芪汤的"坐被上，以被绕腰下"，用甘草麻黄汤"慎风寒"等，其理法可能都是来自《内经》。

第二节　仲景方中"药对"的应用举要

东汉著名医家张仲景，"勤求古训，博采众方，撰用《素问》《九卷》《八十一难》《阴阳大论》《胎胪药录》，并平脉辨证，为《伤寒杂病论》合十六卷。"是书将医经家与经方家融为一体，将中医学辨证论治理论与临床实践结合在一起，搜集和创制了在临床上行之有效的方药，开启了中医学辨证论治理论在临床运用上理、法、方、药紧密结合的程式。由于其理论能有效指导临床，被后世医家奉为圭臬。由于其方药配伍严谨，加减有度，可为后世法，故被称为"方书之祖"，仲景则被誉为"医圣"。《伤寒杂病论》（《伤寒论》《金匮要略》）所载方中有众多临床常用且有效的"药对"，是仲景长期大量的临床实践中总结出来的宝富贵经验的结晶，体现了仲景随证化裁、灵活加减的用药特点。因此，探讨仲景方中"药对"的配伍规律和特点，对我们深入研究仲景方的配伍规律和作用机制，提高辨证论治的能力和临床疗效大有裨益。

王阶等说："在仲景有名有药的 252 张经方中，药味不超过 5 味的达 180 方，占全部方剂的 70%，其中有 40 方仅有两味药组成，可以说是名符其实的药对。此外柴胡配黄芩、桂枝配芍药、麻黄配桂枝、半夏配黄连、人参配白术等均是著名的药对配伍。在药对配伍中'七情合和'理论应用达到前所未有的境界，如甘遂配甘草等。"

药对在仲景方中比比皆是，张仲景许多著名的方剂，都有应用药对的情况，归纳仲景方配伍中"药对"的应用，主要有以下几种类型：

一、以"药对"成方

"药对"成方首见之于《内经》，在仲景方中以"药对"成方者也不少。

以"药对"成方，即所谓"药对方"，亦称"对药方"。《实用中医对药方》说："对药方，是专指两味中药组成的方剂，与通常所说的药对不同，对药方是可以单独使用的方剂，而药对主要是方剂中两味药的配伍。当然，二者之间是密切相关的，如从配伍的角度讲，每一首对药的两味药，基本上都可以看作是一个药对；而从方剂学的角度讲，每一药对若单独应用便是一首药方。""现今所见较早的有名对药方如《灵枢》的半夏汤（当为半夏秫米汤），《伤寒论》的芍药甘草汤、桔梗汤，《金匮要略》大黄甘草汤、泽泻汤等，均以其简便的组方、合理的配伍、确切的疗效，而被历代医家广泛使用。"药对"方具有"紧扣病机、功用专一、药简效宏、疗效确切"等特点,"用之中的,妙不可言"。

1. 由两味药组成的"药对方"

（1）桂枝甘草汤由桂枝和甘草二药组成。"发汗过多,其人叉手自冒心,心下悸欲得按者,桂枝甘草汤主之。"此心阳虚而用桂枝甘草汤主之,是知此方有温通补益心阳之用。桂枝辛甘温,入心通阳;甘草甘温,以滋心液。二药合用,辛甘化阳,以补心阳为主。陈亦人在《伤寒论译释》中说:"本方桂枝用量倍于甘草,侧重于补益心阳,所谓辛甘合化,阳气乃生,心阳得复而心悸就可随之痊愈。桂枝非为解表,乃取其入心益阳,配以甘草补益中气,则桂枝能益阳而不致发汗。本方是治疗心阳不足的基本方,据报道有调整血液循环的作用,不仅用于心阳虚的心悸不安,对心气衰而水气上泛,心肺虚的痰饮证,用本方加味治疗,均有较好的疗效。"《医著选读》说:"桂枝入心以益心阳,甘草补中益气。二药合用,既补心之阳,又补心之气,如此则心液得生,心阳得复,气和血顺,心下悸亦随之而解。"温景荣说:"桂枝辛甘性温,入心助阳;甘草甘温,益气和中。两药相伍,辛甘化阳,一次顿服,使心阳复而心悸可愈。"〔浅析《伤寒论》药对方及其对后世的影响,天津中医学院学报,2003;22（2）:52〕

柯雪帆说:"桂枝辛甘温,气薄升散,能温通经脉;甘草甘平,能益气,有内守之功,使桂枝不致于走散。桂甘相配,有'辛甘发散为阳'之意,既可温通阳气,又可以温振阳气,使通中有补。"〔张仲景药对选要,中国医药学报,1994,9（2）:41〕

《伤寒论方解》说:"仲景用甘草的意义有六:一是配桂枝以通利血脉,平冲制悸,如桂枝甘草汤。""仲景常用桂枝、甘草以平冲气,制悸动。冲气和悸动的起因,大多数由于发汗动经而来,可以说是一种病因的两种表现。因此,可以联系在一起讲。但是善于平冲气,仲景书中有明文可稽。《伤寒论》15条说:'太阳病,下之后,其气上冲者,可与桂枝汤,方用前法。若不上冲者,不得与之。'《金匮》防己黄芪汤方后亦说:'气上冲者加桂枝三分。'这是比较显著易见的。至于说桂枝和甘草同用,可以治悸动,那就要从仲景方中多举些例子来证明了。观于治'发汗过多，其人又手自冒心，心下悸，欲得按者'桂枝甘草汤，治'心下逆满，气上冲胸，起则头眩，脉沉紧，发汗则动经，身为振振摇者'的苓桂术甘汤，主治'发汗后，其人脐下悸者，欲作奔豚'的苓桂甘枣汤，主治'气从少腹上冲心者'的桂枝加桂汤，主治'厥而心下悸'的茯苓甘草汤以及主治'伤寒脉结代，心动悸'的炙甘草汤，都少不了桂枝、甘草两味，并且还用得相当重的剂量，就不难看出，这两味药配合使用对动悸是有专长了。有些方剂如桂甘龙牡汤，桂枝去芍药加蜀漆龙骨牡蛎救逆汤等的主治证候中，虽未把冲逆悸动列入，但也可以隅反。"此真可谓纵横联系，分析入微，可见药对在仲景方中的地位。

（2）甘草干姜汤由甘草和干姜二药组成，为辛甘温中复阳方。甘草干姜汤，《伤寒论》与《金匮要略》皆有所用。《伤寒论》用治误汗后厥逆、咽中干、烦躁吐逆等证，"伤寒，脉浮，自汗出，小便数，心烦，微恶寒，脚挛急，反与桂枝汤欲攻其表，此误也。得之便厥，咽中干，烦躁吐逆者，作甘草干姜汤，以复其阳。"刘渡舟在《伤寒论讲解》中说："方中甘草炙用，补中益气。干姜大辛大热，守而不走，回阳温中，二药合用，辛甘合阳，重在复温脾胃之阳……所配甘草之量又倍于干姜，皆寓扶阳而不碍阴之意，仲景用药之精心于此可见一斑。"《伤寒论方解》说："干姜温中，主寒冷腹痛，配甘草用可以振奋脾阳，适用于脾阳不足，手指清冷，腹痛肠鸣下利症。"此说可以理中为证。仲景复于《金匮要略》中用治虚寒性肺痿，"肺痿吐涎沫而不咳者，其人不渴，必遗尿，小便数。所以然者，以上虚能制下故也。此为肺中冷，必眩，多涎唾，甘草干姜汤以温之。"尤在泾说："甘草、干姜，甘辛合用，为温肺复气之剂。"《金匮要略方义》说："本方所治的肺痿，乃为肺胃虚寒所致……方中干姜辛热，善能温肺散寒，以复胸中之阳。然其性辛热，易于耗散元气，故伍以甘草补气，且甘以缓之。二者合用，一辛一甘，辛甘合用，可奏温阳益气之效。干姜除温肺外，更能暖胃，与甘草同用，其温胃散寒之功亦佳。故《伤寒论》治脾胃阳虚之厥逆、烦躁吐逆，用本方'以复其阳'。前者复胸中之阳，以温肺益气；后者复脾胃之阳，以暖胃止逆。其见证虽异，而用方则同。"此二病虽不同，而证属阳虚无异，用此二药组方为治，一复中焦胃脘之阳，一温肺中寒饮之冷，实开异病同治之先河。中焦阳气一复，则肺中寒冷也消，实寓有"培土生金""虚则补其母"之意，诚如《医著选读》所说："炙甘草甘温，干姜炮后则辛温减弱，以温为主。二药合用，温阳益气，这是通过温中（脾胃）而达到温肺的目的，即益脾助肺之法。"

甘草与干姜相伍还具有温阳化饮与温阳除湿之用。温阳化饮：《伤寒论方解》说"《本经》说干姜主'胸满咳逆上气'，是指肺寒咳喘，仲景用甘草干姜汤治'眩而多涎唾'，说是'此为肺中冷'所致。又小青龙汤用干姜配细辛、五味子治咳喘，也是这个道理"。温阳除湿：《伤寒论方解》说"《本经》说干姜'温中出汗，治风湿痹。'仲景用甘草干姜茯苓白术治'腰以下冷痛，腰重如带五千钱'的肾着病，就是取其逐风湿痹的作用"。

第四章 「药对」应用举要

（3）芍药甘草汤由芍药和甘草二药组成。《伤寒论》用芍药甘草汤治阴虚而脚挛急。芍药酸苦微寒，益阴养血；甘草甘温，补中缓急。二药相伍，酸甘化阴，能益阴复液。陈蔚在《长沙方歌括》中说："芍药味苦，甘草味甘，苦甘合用，有人参之气味，所以大补阴血，血得补则筋有所养而舒，安有拘挛之患哉?"曹颖甫说："一以达营分，一以和脾阳，使脾阳动而营阴通，则血能养筋而脚伸矣。"芍药、甘草同用，有缓急止痛之效，治腹痛或手足挛急。诚许济群说："白芍敛阴和营，甘草甘缓止痛，有和营止痛之功。适用于腹痛，手足拘急。"据报道，甘草有镇静、抑制末梢神经的作用，芍药有抑制中枢性疼痛和脊髓性反射弧兴奋的作用，二药同用，可治疗中枢神经性或末梢肌肉痉挛，以及因挛急而引起的疼痛等证。

芍药与甘草相伍，还有调和肝脾之用。芍药以其酸收苦泄微寒之性可柔肝敛阴以泻肝木横逆之气，甘草则以甘平缓和之能和冲逆之气以补脾土健中，二药合用，具有调和肝脾之用，如四逆散之用芍药、甘草。另张锡纯指出："芍药、甘草同用，甘苦化合，味近人参，即功近人参，而又为补肺之品也。"（《医学衷中参西录》）

芍药、甘草相伍成对，在仲景方中多有应用，如桂枝汤及其类方、四逆散、当归四逆汤等，其作用也非单一，故有谓"芍药酸寒，甘草甘平，两药相伍，酸甘化阴，其作用一则化生津血；二则平肝缓急，尤其对挛痛有效；三则和营止汗；四则柔肝健脾"。

《伤寒论方解》说："仲景用甘草的意义有六……一是配芍药以舒挛缓急，如芍药甘草汤。""芍药、甘草同用，能除血痹，缓挛急，对腹挛痛及腿脚挛痛尤为有效。寒痛可加附子或吴萸，如芍药甘草附子汤及当归四逆加吴茱萸生姜汤。热痛可加黄芩，如黄芩汤。虚痛可加胶饴，如小建中汤。实痛可加大黄，如桂枝加大黄汤。"从《伤寒论方解》之分析，可见仲景组方之灵活，亦可知其变化之思路。

（4）大黄黄连泻心汤由大黄与黄连二药组成。《伤寒论》用大黄黄连泻心汤治疗胃热气滞之痞证，"心下痞，按之濡，其脉关上浮者，大黄黄连泻心汤主之。""伤寒大下后，心下痞，恶寒者，表未解也。不可攻痞，当先解表，表解乃可攻痞。解表宜桂枝汤，攻痞宜大黄黄连泻心汤。"此为胃热气滞之证，俗称"热痞"，治当泄热消痞，大黄、黄连皆苦寒泄热之品，相须而用，且以麻沸汤渍之须臾而不煎煮，清泄胃热而消痞。刘渡舟在《伤寒论讲解》中说："大黄苦寒，有推陈致新，清热通便，荡涤肠胃之功；黄连苦寒，可清心胃火热而厚肠胃。然本证为无形邪热痞于心下，并无有形之实邪，故取清热荡实之药，另辟煎服方法，达到清热消痞之功。所谓'以麻沸汤渍之，须臾绞去滓'，是说二药并不煎煮，只是用开水浸泡片刻，然后去滓饮用，意在取二药苦寒轻清之气，以清中焦之邪热；薄其苦泄重浊之味，防止其直下肠胃而作泻。"二药皆苦寒清热之品，取相须而用，且以麻沸汤浸渍取汁，取其气薄其味，以达清热消痞之用，诚如《医著选读》所说："大黄、黄连均是苦寒之品，合用则泻热除痞。"

《伤寒论方解》说："大黄不但有泻下作用，还有泄热解毒作用，适用于里实证或里热证。大黄黄连泻心汤里虽有大黄，但所治只是里热，并不一定是里实。"

（5）干姜附子汤由干姜和附子二药组成。《伤寒论》用治肾阳乍虚之烦躁证，"下之后，复发汗，昼日烦躁不得眠，夜而安静，不呕不渴，无表证，脉沉微，身无大热者，干姜附子汤主之。"方中干姜辛热，附子辛甘大热，二者配伍有协同作用，温补肾阳，《伤寒论今释》说："干姜与附子，俱为纯阳大热之药，俱能振起机能之衰减，惟附子之效偏于全身，干姜之效限于局部，其主效在温运消化器官，而兼于肺，故肺寒、胃寒、肠寒者，用干姜；心脏衰弱，细胞之活力减退者，用附子。吉益氏《药征》谓附子逐水，干姜主结滞水毒，盖心脏衰弱者，往往引起郁血性水肿，其舌淡胖，如经水浸，用姜、附以强心，则水肿自退，非姜、附能逐水也。"《中医药学高级丛书·伤寒论》说："干姜辛温补中土之阳，生附子辛热，急复少阴之阳，是火与土俱暖，以复阳气之根基。二者配伍，急救回阳之力最著。凡阳气骤虚，阴寒气盛者宜之，故有附子无姜不热之说……此汤'顿服'，即一次服尽，是取药力集中，以复阳气于顷刻，驱阴寒为乌有。"刘渡舟在《伤寒挈要》中说："本方治表里阳气大虚，阴寒过盛之证。用干姜温中焦之阳，生附子破寒消阴，以扶下焦之阳，阳长阴消，达到阴平阳秘。"

《药对论》说："附子辛甘、大热，禀雄壮之质，走而不守，有斩关夺将之气，为通行十二经纯阳之要药，具回阳补火、散寒除湿之功。干姜辛而大热，纯阳之味，守而不走，有温中、回阳、通脉之力，二药合用，相须配对，协同并用，使回阳救逆、温中散寒的作用大为增强。陶节庵云：'温经用附子，无干姜不热。'仲景用附子回阳救逆，则必用生者与干姜作伍，因附子生散性烈善走，可伸发阳气，表散寒邪，与干姜相配，生附祛外寒，干姜暖内寒，取其一走一守之通力合作，诚非他药之力所能及。《伤寒论》干姜附子汤，为'伤寒下后复发汗，昼日烦躁不得眠，夜而安静，不呕不喝，无表证，脉沉微，身无大热者'所立。俞昌阐曰：'用附子、干姜以胜阴复阳，取飞骑突入重围，塞旗树帜，使既散之阳望而争趋，顷之复全耳。'四逆汤即由此药对中再入甘草一味而组成……"

《伤寒论方解》说："对上吐下泻汗出，厥逆，脉搏沉微，濒于亡阳阶段的病例，便用生附子，其剂量也只是一枚，但必须配干姜以加强其温经回阳的作用。如四逆诸汤都是。""干姜与生附子同用能治烦躁，是指阴证寒证的烦躁，其人必脉沉厥逆，肢体躁扰不宁，这是至危极险的证候，有随时亡阳虚脱的可能。用姜、附还是取其温经回阳，阳回则躁扰自除。"

附子、干姜均有温里散寒回阳作用，但附子偏于温肾阳，以治肢冷厥逆；干姜主要温脾阳，以止吐泻。二药相伍，则温中散寒之力益大，故阴寒内盛，脾肾阳衰，手足厥冷等证，二药每多配伍使用。

此干姜附子汤以干姜与生附子相伍，是回阳救逆之祖方，以其为主形成的方剂称之为"姜附剂"，皆为四逆汤之类方；而以炮附子与白术配伍组成的方剂，则称"术附剂"。

（6）栀子豉汤由栀子和豆豉二药组成。《伤寒论》用栀子豉汤治热扰胸膈之虚烦不得眠，栀子苦寒，善于清心除烦，豆豉苦辛性平，具升散之性，有宣泄胸中郁热之能，二药配伍，轻苦微辛，功能清宣郁热而除烦，治邪热内扰胸膈，证见心中懊恼者。《成方便读》说："栀子色赤入心，苦寒能降，善引上焦心肺之烦热屈曲下行，以之先煎，取其性之和缓；豆豉……其气香而化腐，其性浮而除热，其味甘而亦苦，故其能除热化腐，宣发上焦之邪，用之作吐，似亦宜然，且以之后入者，欲其猛悍，故不须再服也。"叶天士谓栀子豉汤"微苦以清降，微辛以宣通"，能"解其陈腐郁热，宣其陈腐郁结"。刘渡舟在《伤寒论讲解》中说："栀子苦寒，清利三焦，导热下行，体轻上浮，清中有宣……豆豉味薄气寒，解表宣热，和胃降气，宣中有降。二药相合，清宣互济，既可清宣郁热而除烦，又可调理气机之升降，对治火郁胸膈之证很是合拍。先煮栀子取其味降，后纳豆豉取其气宣，以其气味轻薄，久煮则失掉宣散的作用。"《金匮要略》中亦有栀子豉汤，谓"下利后更烦，按之心下濡者，为虚烦也，栀子豉汤主之。"本条亦见于《伤寒论》厥阴病篇。《金匮要略方义》说："方中栀子清心胸之热，使热去则烦解。合之以香豉，取其升发之性，佐栀子以宣泄胸中郁热而除烦。二者合用，共奏清热除烦之效。""本方乃清热除烦之剂，所治之下利后更烦，与《伤寒论》发汗吐下后之虚烦，病机相同，盖皆因邪热未尽，上扰胸中所致。所谓'虚烦'，即热邪轻微，而无有形之积滞，故'按之心下濡'。方中以栀子清心胸之热，使热去则烦解。合之以香豉，取其升发之性，佐栀子以宣泄胸中郁热而除烦。二者合用，共奏清热除烦之效。服此药后，得药力之宣发，则邪有上越之势，故间有得吐者，吐则热随之去，故方后云：'得吐则止'。然此非药之涌吐，乃药邪相争，邪有出路之征。"《施今墨对药》说："栀子味苦气寒，轻飘象肺，色赤入心，善泻心肺之邪热，使其由小便而出，又善解三焦之郁火而清热除烦。本品炒后入药，既能入于血分，以清血分之热，又能出于气分，以清气分之热，可谓气血两清是也；淡豆豉色黑，味苦气寒，经紫苏叶、麻黄煮水浸制之后，其气由寒转温，故能发汗开腠理，宣透表邪，散郁除烦。栀子突出一个'清'字；淡豆豉侧重一个'解'字。二药伍用，一清一解，清解合法，发汗解肌，宣透表邪，清泄里热，解郁除烦甚妙。"《药对论》也说："栀子性味苦寒，能降火泄热，豆豉辛苦而寒，主升主散，能宣散郁热，二药同用，栀子导热下行而清泄胸膈间烦热，豆豉透热于外而宣解胸膈间郁热，相辅相成，同奏宣透郁热、降火除烦之功……方如《伤寒论》栀子豉汤。"

《伤寒论方解》说："仲景用栀子是取其泄热除烦，栀子豉汤、栀子干姜汤、栀子厚朴汤证中都有'心烦'或'烦热'字样，可证。豆豉有和胃解毒作用，与栀子配合，便长于治疗胸中烦热，懊憹不得眠的证候。""栀子与豆豉同用，并不是催吐剂。观于栀子生姜豉汤之治呕，便可知。但仲景用栀子豉汤方后，大多数都有'得吐者，止后服'六字，事实上也间有服栀子豉汤而得吐者，究竟是怎样的一回事？大凡适用于栀子豉汤的证候，本有心中懊憹，泛泛欲吐症，这时服到任何苦药都很易引起呕吐，不一定限于栀豉汤。心中烦热懊憹是胃热，得快吐也可以泄热，其症当愈。可见呕吐虽不是用栀豉汤者所预期，但呕吐也能达到治疗的目的，所以不须再服。"这是对"得吐者，止后服"的又一种诠释。

（7）栀子干姜汤由栀子和干姜二药组成。栀子清热除烦，干姜温中补虚，清上温中。《伤寒论》用栀子干姜汤治上热中寒之证。"伤寒，医以丸药大下之，身热不去，微烦者，栀子干姜汤主之。"方中栀子苦寒，干姜辛热，二药合用，寒、热各显其能，以达清上温中之用。王晋三说："烦皆由热，而寒证亦有烦，但微耳。干姜和太阴在里之伤阳，而表热亦去，栀子清心中之微热，而心烦亦除。立方之义，阴药存阴，阳药和阳，是调剂阴阳，非谓干姜以热散寒也。"陈古愚说："栀子性寒，干姜性热，二者相反，何以同用之？而不知心病而烦，非栀子不能清之，脾病生寒，非干姜不能温之，有是病则用是药，有何不可。且豆豉合栀子，坎离交媾之义也，干姜合栀子，火土相生之义也。"张浩良说："用栀子苦寒泄热，以清上焦；干姜辛温祛寒，以温脾阳。方中寒温并用，相须相成。"（《中国医学百科全书·方剂学》）刘渡舟在《伤寒论讲解》中说："栀子干姜汤是苦寒与辛热并用，以治寒热错杂之证，药与证丝丝入扣，这种寒热并行不悖的组方用药法则，对临床治疗错综复杂的寒热病证时很有指导意义。"温景荣说："栀子苦寒，清上焦邪热，则心烦可止；干姜辛热，温中焦虚寒，则中阳可复。寒热并用，清上温中，药性虽反，功则合奏。"［浅析《伤寒论》药对方及其对后世的影响，天津中医学院学报，2003；22（2）：52］

（8）赤石脂禹余粮汤由赤石脂和禹余粮二药组成。《伤寒论》用赤石脂禹余粮汤治脾肾阳虚之下利而滑脱不禁者。"伤寒服汤药，下利不止，心下痞硬，服泻心汤已，复以他药下之，利不止，医以理中与之，利益甚。理中者，理中焦，此利在下焦，赤石脂禹余粮汤主之。复不止者，当利其小便。"本条仲景设误御变，反复讨论痞利的辨证，若属下焦阳虚而滑脱不禁，则用赤石脂禹余粮汤治之。方中赤石脂甘温酸涩，重镇固脱，涩肠止血、止利；禹余粮甘平无毒，敛涩固下，能治赤白下利。二药合用，共奏收涩止利固脱之功，为治下元不固，滑脱不禁之主方。《施今墨对药》说："赤石脂涩肠止泻，收敛止血，生肌收口；禹余粮涩肠止泻，敛血止血。赤石脂善走血分，禹余粮入于气分。二药伍用，相互促进，一血一气，气血兼施，止泻、止痢、止血、止带益彰。"陈亦人说："赤石脂、禹余粮，是涩肠固脱的要药，用于大便滑脱不禁很有效果。它不但能固涩下焦，并且也能益于中焦，柯氏所谓治下焦之标，实以培中宫之本，就是这个意思。"《药对论》说："赤石脂、禹余粮二药质重而性涩，功效相类，以涩肠止泻为长。赤石脂甘酸而温，擅入下焦血分而止血。禹余粮甘咸而凉，兼有清热作用。二药配对，相须为用，可增强固涩收敛之力。同时，两性相制，而无寒热之偏。《伤寒论》中出赤石脂禹余粮汤，为伤寒下利不止者所设。"赤石脂、禹余粮均为收涩药，有固涩、收涩、敛脱、止泻等作用，二药相须为用，能增强收涩之功，涩肠止泻功能加强，常用于久泻久痢，滑脱不禁之证。

（9）桔梗汤由甘草和桔梗二药组成。《伤寒论》用桔梗汤治客热咽痛。"少阴病，二三日，咽痛者，可与甘草汤；不差，与桔梗汤。"方中生甘草清热解毒，桔梗宣肺开结，二药合用，治客热之咽痛，为后世治咽痛之祖方。《金匮要略》用本方治疗肺痈脓已成之证，"咳而胸满振寒，脉数，咽干，不渴，时出浊唾腥臭，久久吐脓如米粥者，为肺痈，桔梗汤主之。"巢因慈说："本方主治风热客于少阴所致咽痛及风热郁肺而成之肺痈，治宜清热解毒，宣肺排脓。方中重用甘草清热解毒，泻其少阴之热；配以桔梗宣肺泄热，祛痰排脓。两药合用，共奏清热解毒、宣肺排脓的功效。"（《中国医学百科全书·方剂学》）《金匮要略方义》说："方中桔梗辛开宣肺，苦降祛痰，利咽排脓；生甘草解毒清热。二药合方，用于肺痈脓已成者，以助浊唾脓痰之排除，且兼有解毒利咽之效。"《伤寒论方解》说："别录说桔梗'疗喉咽痛'，甄权说桔梗'消聚痰涎'，大明说桔梗'排脓'。由此可见，桔梗不但能治咽喉肿痛，并长于祛痰排脓。金匮用本方治肺痈。并加生姜、大枣，叫做排脓汤，用以治肠痈，都是取其排脓而已。"

（10）猪胆汁方由猪胆汁和法醋二药组成。《伤寒论》用此方外导通便。猪胆汁苦寒清热，加入法醋，则涌泻为阴，以此灌肠通便，适用于津伤便秘而有热者。王晋三说："猪胆导者，热结于下，肠满胃虚，承气等汤恐重伤胃气，乃用猪胆之寒，苦酒之酸，收引上入肠中，非但导去有形之垢，并能涤尽无形之热。"（《绛雪园古方选注·下剂》）

（11）百合地黄汤由百合和生地黄二药组成。百合病是一种心肺阴虚而内热疾病，其治以清养心肺之阴为原则，百合地黄汤为主方。"百合病不经吐、下、发汗，病形如初者，百合地黄汤主之。"

从"病形如初者",可见百合地黄汤为主治百合病初始之方,是证见有"意欲食复不能食,常默然,欲卧不能卧,欲行不能行,饮食或有美时,或有不用闻食臭时,如寒无寒,如热无热,口苦,小便赤,诸药不能治,得药则剧吐利,如有神灵者,身形如和,其脉微数"等证,其多发生于热病后期,为心肺阴液被热耗损,或余热未尽所致,从"如有神灵",可知其亦有精神情志方面的问题。其治疗当着眼于心肺阴虚内热,不可妄用汗、吐、下。百合地黄汤以百合养肺阴而清气热,生地黄益心营而清血热,二者合用,养阴清热,阴足热退,百脉因之调和,病可自愈。《金匮要略方义》说:"本方为百合病正治之法……方中以百合养阴宁心,安神定志。神藏于心,心阴虚则血少,血少则不养心,故又加生地黄以滋养阴血。两药相伍,养阴血,退虚热,宁心神,安魂魄,使阴血俱生,虚热日退,则神志安和诸症自瘳。然本方用生地黄汁,其性大寒,不宜久服,故曰'中病勿更服',且其质润多液,稠黏色黑,多服则滑肠致泻,便色如漆。待停药之后,旋即如常。"左言富说:"本方所治证属热性病后,余热未解,心肺阴虚所致,故用补虚清热,养血凉血之法。方中百合养肺阴而清气热;生地黄益心营而清血热;泉水甘寒,能泄心肺经脉之热邪。阴复热退,百脉因之调和,病自可愈。"(《中国医学百科全书·方剂学》)

(12)百合知母汤由百合和知母二药组成。"百合病,发汗后者,百合知母汤主之。"百合病本不应发汗,若误汗则损伤津液,导致肺阴更为不足,虚热则更重。其治当养肺阴,清肺热,百合养阴润肺,养心安神;知母清肺热,且能润燥。二者同用,滋肺阴,清肺热。《金匮要略方义》说:"百合病多发于热病之后,余热未尽,阴气已伤,或因多思善虑,七情郁结,五志化火,消烁阴液所致……皆属阴虚内热,神不守舍之患。治当益阴清热,安神定志,仲景每以百合为君药,取其养心安神,益志定魄,润燥滋阴。《本草求真》谓百合能'敛气养心,安魂定魄'。本方所治,乃百合病发汗后者,盖不应汗而反发汗,或发汗过多,津液愈伤,阴气愈虚,而内热愈增,故臣以知母,取其滋阴清热两擅其常,且能除烦止渴。二药相伍,对于百合病偏于内热,而见心烦口渴者,用之咸宜。其用泉水者，更助其益阴生津之力。"《施今墨对药》说："百合宁心安神，润肺止咳；知母清热泻火，滋阴润燥。百合甘寒清润而不腻，知母甘寒降火而不燥。百合偏于补，知母偏于泻。二药伍用，一润一清，一补一泻，共奏润肺清热、宁心安神之效。"

（13）百合鸡子汤由百合和鸡子黄二药组成。"百合病，吐之后，用后方（即百合鸡子汤）主之。"百合病本不应吐，误吐则肺胃之阴受伤，用百合鸡子汤旨在用百合清养肺阴，鸡子黄滋润胃阴，肺胃同治。《金匮要略方义》说："本方用于百合病吐之后者。百合病缘本属阴虚，误用吐法，重亡津液，其心阴愈伤，营血愈亏，故每发心悸烦惊，甚则心中憺憺而动，或手足震颤等。此为虚风内动之象，治当育阴而熄风。方中除以百合养阴宁心外，特选鸡子黄血肉有情之品，养血益阴，除烦定惊，预熄虚风之内动。"

（14）百合滑石散由百合和滑石二药组成。百合滑石散用治百合病久不愈，变为发热者。"百合病，变发热者，百合滑石散主之。"《金匮要略方义》说："方中滑石清热益阴，止烦渴。然滑石甘淡，有渗利之性，阴虚积热者用之，虽热可清，犹恐渗利伤阴，故与养阴润燥之百合相配，以其清热而不伤阴，养阴以退其热，共奏益阴宁心，清除积热之效。对于百合病阴虚而内有积热者，始可用之。"赖天松说："本方所治证属心肺阴虚内热，而见里热较甚之证。治宜清利而兼滋养肺阴。方中百合清心安神，润肺滋阴；滑石清里热而利小便，使热从小便而出。二药配伍，成为既清热利水，又滋肺安神之剂。"（《中国医学百科全书·方剂学》）

（15）栝蒌牡蛎散由天花粉（栝蒌根）和牡蛎二药组成。《金匮要略》说："百合病，渴不差者，用后方（栝蒌牡蛎散）主之。"《金匮要略方义》说："本方所治之病，乃百合病口渴，用百合洗方治之而不愈者。盖因阴津不足，阳热上扰，只用百合渍汤外洗，润其外而不清其内，内热不降则阴津不生，故口渴不愈，当以清热生津之品治之。方中用天花粉清热润燥，生津止渴；佐以牡蛎益阴潜阳，以降虚热。《名医别录》谓牡蛎'主虚热去来不定，烦满心痛，气结，止汗，止渴'。今与天花粉配伍，共奏益阴潜阳，润燥止渴之效。对于百合病阴虚内热，虚阳上浮而只见口渴者，用之为宜。"

（16）赤豆当归散由赤小豆和当归二药组成。本方主治狐惑病之蚀于眼目者，或蚀于肛而下血者。"病者脉数，无热微烦，默默但欲卧，汗出，初得之三四日，目赤如鸠眼，七八日，目四眦黑。若能食者，脓已成也，赤豆当归散主之。""下血，先血后便，此近血也，赤豆当归散主之。"是病多系湿热蕴积，迁延日久，内入血分，循经上注于目，或下注蚀于肛。治当渗湿清热，化瘀止血。《金匮要略方义》说："方中重用赤小豆利湿清热，解毒排脓；佐以当归化瘀止血，消肿定痛。更以浆水服之，以助利湿清热，化瘀排脓之效……本方药性平和，对于久病正虚，湿热血瘀之目赤肿痛，大便下血，病情轻缓者，用之为宜。"何国良说："本方所治证属湿热之邪侵袭血分，蓄热不云，瘀热内积所致。治宜渗湿清热，活血排脓。方中赤小豆渗湿清热，解毒排脓；当归治血行滞，祛瘀生新；浆水清凉解毒。诸药相配，既解湿热之邪，亦能入血祛瘀，解毒排脓。"（《中国医学百科全书·方剂学》）

（17）头风摩散由附子和盐二药组成。"大附子一枚（炮）、盐等分。右二味，为散，沐了，以方寸匕，以摩疾上，令药力行。"此治风寒头风的外治法。《金匮要略方义》说："此方乃治头风之外摩法。附子大辛大热，其性走而不守，外用能祛经络中的风寒湿邪，与盐同用，更取盐的软坚走血，引附子入经络而达血脉，祛风通络，俾外邪解而痛自除。不仅头风痛用之，口眼㖞斜者亦可外敷患侧。"

（18）葶苈大枣泻肺汤由葶苈子和大枣二药组成。"肺痈，喘不得卧，葶苈大枣泻肺汤主之。""肺痈，胸满胀，一身面目浮肿，鼻塞清涕出，不闻香臭酸辛，咳逆上气，喘鸣迫塞，葶苈大枣泻肺汤主之。""支饮不得息，葶苈大枣泻肺汤主之。"仲景用本方既治肺痈，亦治支饮，总是邪热壅塞，浊唾痰涎壅滞于肺，肺气不利，此为邪实气闭，治当开肺逐邪，用葶苈子大枣泻肺汤，方中葶苈子苦寒滑利，能开泄肺气，泻水逐痰；但恐其力猛而伤正气，故佐以大枣，安中而调其药性，使下不伤正。《金匮要略方义》说："本方所治之肺痈，胸满胀，咳逆上气，喘不得卧以及支饮不得息等，皆为肺气壅实，痰热郁阻之患……治当泻肺行水，下气平喘。方中葶苈子味苦性寒，专入肺经，善能泻肺行水，下气消痰，性寒而能清热，对肺经饮气壅盛者，功专效捷。然葶苈子泻肺之力较猛，易于伤正，故佐以大枣甘缓补正。二者合用，可收泻肺行水而正气不伤之效，兼可益脾制水，扶正培本。"王绵之等说："本方用辛苦、大寒之葶苈，入肺泻气，开结利水，使肺气通利，痰水俱下，则诸证可平；但又恐其性猛力峻，故佐以大枣之甘温安中而缓和药力，使祛邪而不伤正。"（《中国医学百科全书·方剂学》）《施今墨对药》说："大枣甘缓补中，补脾养心，缓和药性；葶苈子苦寒沉降，泻肺气而利水，祛痰定喘。二药伍用，以大枣之甘缓，挽葶苈子性急泻肺下降之热，防其泻利太过，共奏泻痰行水，下气平喘之功。"

（19）薏苡附子散由薏苡仁和附子二药组成。"胸痹缓急者，薏苡附子散主之。"此论胸痹急证的治疗，所谓"缓急者"应着眼于"急"，谓胸痛虽暂时缓解，而又突然加重，且证势急剧，故治用薏苡附子散缓急止痛。方中附子温经通阳，祛寒止痛；薏苡仁，《神农本草经》载其有缓解经脉拘挛的作用。与附子相合，则有缓解疼痛之效。因为痛势急迫，故用散剂，取其药力厚而收效速。《金匮要略方义》说："本方用附子为君，重在温阳祛寒，俾阳气伸则痛止，寒邪散则痛减。据《本草经》记载，薏苡仁有缓解'筋急拘挛'的作用，与附子合用，可奏温经祛寒，缓急止痛之效。仲景治肠痈'腹皮急，按之濡，如肿状，腹无积聚，身无热'，所用之薏苡附子败酱散，即此方加败酱而成，方中取薏苡仁与败酱配合，重在排脓，但亦有缓急止痛之用。故本方之胸痹缓急，可解释为拘急疼痛，其痛时剧时缓。做散剂服时，取其药力厚而温散之。由于本方有温经祛寒，缓急止痛作用，故又可用于寒湿痹证，筋脉拘急疼痛，屈伸不利者。"

（20）乌头煎由乌头和蜜二药组成。"腹痛，脉弦而紧，弦则卫气不行，即恶寒，紧则不欲食，邪正相搏，即为寒疝，绕脐痛，若发则白汗出，手足厥冷，其脉沉弦者，大乌头煎主之。"寒疝因寒气内结，阳气不行所致，以腹痛为主证，治宜温经散寒止痛，乌头煎中乌头大热，可治沉寒痼冷，故宜于腹痛肢冷，脉沉紧的发作性寒疝证；蜜煎既能制乌头之毒，且能延长药效。《金匮要略方义》

说："本方所治之寒疝，乃阳虚寒盛，绕脐疼痛，痛不可忍之证……故重用雄猛大热之乌头，峻补其元阳，骤攻其沉寒。然乌头性烈有毒，故佐以蜂蜜缓乌头之烈，制乌头之毒，且能延长药效。但总属峻猛之剂，非寒盛病急者，宜慎用，且不可一日再服。"陈孟恒说："本方以大辛大热之乌头而命名。方中重用大热有毒之乌头以治沉寒痼冷；用蜜煎煮，令乌头气味尽入蜜中，既可缓和乌头之毒性，又能延长疗效，用法至善，使积寒得以温散，绕脐腹痛可除。乌头有毒，其止痛作用比附子更强，但服量须按病人体质强弱而定，并特别注意不可一日再服。"（《中国医学百科全书·方剂学》）

（21）泽泻汤由泽泻和白术二药组成。"心下有支饮，其人苦冒眩，泽泻汤主之。"此治痰饮而头目昏眩之证，饮邪内停，清阳不升，故作眩，是痰饮的常见证，俗谓"无痰不作眩"。泽泻汤以泽泻利水除饮，白术健脾制水，合用则健脾利水化饮。《金匮要略方义》说："此方所治之冒眩，乃水饮停于中焦，浊阴上冒，清阳被遏所致。治当利湿化饮，健脾和中。方中重用泽泻为君药，利水渗湿，使水饮从小便利之。李时珍云：'脾胃有湿热则头重而目昏耳鸣，泽泻渗去其湿，则热亦随去，而土气得令，清气上行，天气明爽，故泽泻有养五脏，益气力，治头旋，聪耳明目之功。'臣以白术健脾祛湿，便湿去脾旺，清阳自升……本方泽泻、白术两药相伍，一者重在祛湿，使已停之饮从小便而去；一者重在健脾，使水湿既化而不复聚。高学山称此为'泽泻利水而决之于沟渠，白术培土而防之于堤岸'。其意甚当。"何国良说："本方所治之眩晕，证属脾虚水停，饮邪上犯头目所致。治宜健脾利水，使水去饮化，则饮邪不致上犯。方中泽泻利水渗湿，领水饮之气下走；白术健脾燥湿，以化饮邪，有崇土制水之妙。两药合用，共奏健脾利水之效，使既生的饮邪得以渗利，脾旺又可防水湿内停，如此则无以上犯头目，而眩晕可除。"（《中国医学百科全书·方剂学》）

（22）小半夏汤由半夏和生姜二药组成。"呕家本渴，渴者为欲解，今反不渴，心下有支饮故也，小半夏汤主之。""诸呕吐，谷不得下者，小半夏汤主之。""黄疸病，小便色不变，欲自利，腹满而喘，不可除热，热除必哕。哕者，小半夏汤主之。"半夏味辛性燥，辛可散结，燥能蠲饮，其降逆止呕之力甚佳；生姜辛微温，功能发散风寒，温中止呕之力亦胜。两者皆为辛温降逆之品，合用更具协同作用，降逆止呕之功更著。且生姜可制半夏之毒，使降逆止呕之功效更著而安全。主治痰饮呕吐，胸痞痰多，苔腻不渴者。如大、小柴胡汤、柴胡桂枝汤、黄芩加半夏生姜汤等证皆有呕吐，故所组方药无一不伍半夏与生姜二药。本方所治之黄疸属寒湿之变，误用寒药则伤胃而致哕，半夏、生姜温阳化湿，和胃止呕也。《医著选读》说："半夏味辛性燥，辛可散结，燥可祛饮，且能降逆止呕，生姜温胃止呕而散水，且能制半夏之悍烈之气，二药合用，降逆止呕，温胃祛饮。"《金匮要略心典》说："半夏味辛性燥，辛可散结，燥能蠲饮，生姜制半夏之悍，且以散逆止呕也。"陈孟恒说："本方主药半夏，用量小于大半夏汤，故名小半夏汤。方中半夏味辛性燥，辛可散结，燥能蠲饮，又可暖胃以除呕；生姜辛散温中，为止呕圣药，且能制半夏之悍。二药配伍，能增强温中和胃，降逆止呕之功。本方为止呕方之祖，凡胃寒，或痰饮内停，或凉药误治而致的呕吐、干呕、吐涎沫等，均可使用本方治疗。"（《中国医学百科全书·方剂学》）

然就其药性分析，生姜半夏对停饮和湿邪阻滞所致之呕吐更为适宜。《金匮要略方义》说："本方为治疗痰饮与胃气上逆所致呕吐的基础方……饮邪内阻，胃失和降，则上逆为呕，谷不得下。治宜燥湿化饮，降逆止呕。方中半夏一药二者兼顾。陈修园曰：半夏'辛则能开诸结，平则能降诸逆'，其性燥，更能燥湿化痰。佐以生姜，既可制半夏之毒，又与半夏相须为用，共奏化饮止呕之效。由于二药降逆和胃之功颇优，故亦治胃气不和之呕吐，随证化裁，又可用于诸般呕吐。"

黄芩加半夏生姜汤治少阳邪热下迫大肠而致下利兼呕者，用黄芩汤清热坚阴止利，加半夏、生姜以降逆止呕。

（23）蒲灰散由蒲黄和滑石二药组成。"小便不利，蒲灰散主之。""厥而皮水者，蒲灰散主之。"此蒲灰当为蒲黄，此治小便不利及皮水，证虽不同，但都应是内有邪热，阳气被阻而水气不利，异病同治，清热化湿利水。蒲黄收涩止血，行血祛瘀；滑石性寒而滑，能清膀胱结热，通利水道，为治疗湿热淋证的常用药。二药合用，清热祛瘀，利水通淋。《金匮要略方义》说："方中蒲灰，即今之蒲黄。《本经疏证》谓：'蒲黄之质，固有似于灰也。'然有谓蒲灰即蒲席烧灰者，非也。仲景用药，其制法皆注于药名之下，或述于用法之中，未尝有如此从略者。本方以蒲黄为君药，取其利水消瘀，《本草经》曾言其'主心腹膀胱寒热，利小便，止血消瘀血。'配伍滑石，尤以利水通淋见长。《千金要方》载蒲黄、滑石各等分，治小便不利，茎中疼痛。本方主治的小便不利，当是湿热内蕴，症见小便涩痛，少腹窘迫，尿中带血等。"又说："其治'厥而皮水'者，亦必以小便不利为主症。"

（24）甘草麻黄汤由麻黄和甘草二药组成。"里水，越婢加术汤主之，甘草麻黄汤亦主之。""里水"应作"皮水"，是证有寒热之辨，夹里热者，治以越婢加术汤，无里热者，治以甘草麻黄汤，以麻黄宣肺利水，甘草和中补脾，合用之则健脾和中，宣肺利水。《金匮要略方义》说："本方重用麻黄，旨在发汗解表，宣肺行水，使风邪水气从外而解，又可使在里之水，从小便而利。佐以甘草，即可与麻黄甘辛相伍，取辛甘发散之义，又可补脾之虚以制水湿。病势轻缓，病机单一，故用药精专。方中麻黄，无桂枝、生姜等辛温发散药配伍，则发汗之力微，加甘草其力更缓，故服后应重覆取汗，不汗再服。"

（25）枳术汤由枳实和白术二药组成。"心下坚，大如盘，边如旋盘，水饮所作，枳术汤主之。"此因脾虚气滞，水气痞结于胃部，治以行气散结，健脾利水。白术健脾利水，枳实行气散结。《金匮要略方义》说："方中重用枳实为君药，取其行气消痞；佐以白术，则可健脾化湿。二药相伍，消中兼补，使气行湿化，则心下痞坚之症自解。此方枳实倍于白术，意在以消为主……张洁古仿本方制枳术丸，方中白术倍于枳实，意在以补为主……二方药物虽同，但用量及剂型有异，其消补急缓自有别耳，于此可见制方之妙也。"王自强认为"枳术相伍，升降脾胃"，他说："脾为脏，其气宜升；胃为腑，其气宜降。一脏一腑，一升一降，既相互依存，又相互制约，从而纳运得以正常。术性温，温者其气升；枳性寒，寒者其气降。脾胃升降失调，以术枳治之，能恢复其正常的升降功能。"王氏还说："张元素的枳术丸，是从张仲景枳术汤演变而来。由于枳与术的药量比例和汤与丸的制剂不同，它们的主治病证亦因之而异。枳术汤枳实用量大于白术，而枳术丸则白术用量倍于枳实。且汤者荡也，丸者缓也。故前方仲景用以急除饮邪，后方则用以'治痞，消食强胃'。后来李东垣又于枳术丸中加入不同药物，制成治疗多种脾胃疾病之方，如橘皮枳术丸、半夏枳术丸等，既治虚，又治实，既治寒，又治热，可谓曲尽其妙。以后医家在东垣的启发下，又制以枳术为主的多种方剂，治疗脾胃疾患。可见以枳术为基础的方剂，在临床上运用之广。"（《南京中医药大学中医学家专集·王自强》）对于枳术丸，李飞说："方中以白术为君，意在健脾祛湿，以助脾之运化。配伍枳实为臣，行气化滞，消除痞满。方中用量，白术重于枳实一倍，意在健脾为主，乃补重于消，寓消于补中。李东垣谓：'本意不取其食速化，但令人胃气强不复伤也。'（《脾胃论》）更以荷叶烧饭为丸，取其养脾胃而升清，以助白术健脾益胃之功。荷叶与枳实配伍，前者升清，后者降浊，清升浊降，脾胃调和，健运复常，积滞可消，痞满得除，饮食自常。"（《中医基础系列教材·方剂学》）

　　（26）硝石矾石散由硝石和矾石二药组成。"黄家日晡所发热，而反恶寒，此为女劳得之，膀胱急，少腹满，身尽黄，额上黑，足下热，因作黑疸，其腹胀如水状，大便必黑，时溏，此女劳之病，非水也。腹胀满者难治，硝石矾石散主之。"此论女劳疸兼有瘀血的证治，治当除湿去瘀。硝石味苦咸，入血分以消坚；矾石入血分以胜湿。两药同用，消瘀逐湿。用大麦粥汁和服，以消除硝石、矾石的副作用，并能和胃宽胸。《金匮要略方义》说："此乃治女劳疸之方……此病由来已久，且因肾之本虚，又兼湿邪，虽应重治其虚，但不宜峻攻。故方以硝石（即火硝）涤去蓄结，消其热淤之血；以矾石（即白矾）'收湿气而化淤腐'，《长沙药解》谓矾石'最化淤浊，黑疸可消'。硝矾均属金石之药，易伤胃气，故用大麦粥汁和服，以护脾胃。此方服后使瘀热从大便而下，湿浊从小便而利，故方后云：'病随大小便去，小便正黄，大便正黑，是候也'。此方总属治标之剂，一俟黄疸退后，当图其本治之为善。"

（27）猪膏发煎由猪膏和人发二药组成。"诸黄，猪膏发煎主之。""胃气下泄，阴吹而正喧，此谷气之实也，膏发煎导之。"本方所治之黄为胃肠燥结而致之痿黄证，其治旨在通便去其燥结。猪膏润燥，乱发消瘀，共用之则润肠通便，消瘀退黄。《金匮要略学习参考资料》说："从猪膏发煎的作用来说，猪脂利血脉，解风热，润燥结；乱发消瘀结，能通大便。可知本证是由于燥结而兼血瘀所引起的痿黄证，非由湿热而致的黄疸病。""妇人阴吹正喧，是由于大便燥实、浊气下泄所致。治以猪膏发煎，润导大便，使大便通畅，浊气下行，则阴吹可止。"《金匮要略方义》说："本方内服可治黄疸，导之可疗阴吹，皆取其润燥益阴，化瘀利水，通利二便之功……方中以猪膏润燥而利大肠；以血余补阴化瘀而利小便。《新修本草》谓人发烧灰'疗转胞，小便不通'，《本草衍义补遗》则曰：'消瘀血，补阴甚捷。'二者合用，以通利二便为主，可收利下而不伤阴血之效，故适用于黄疸、阴吹而阴血不足，二便不利者。若二便通调，则非本方所宜。"

（28）半夏麻黄丸由半夏和麻黄二药组成。"心下悸者，半夏麻黄丸主之。"此论水饮致悸之治，水饮内停，上凌于心，故心下悸动，治以半夏麻黄丸，以半夏蠲饮消水，麻黄宣发阳气。但阳气不能过发，停水不易遽消，故又以丸药缓服。《金匮要略学习参考资料》说："'心下'指胃，胃有停饮，水气上凌，故心悸……半夏麻黄丸，用半夏逐饮降逆，麻黄宣发阳气，协半夏通阳化饮，水饮去则心悸自止。"《金匮要略方义》说："方中以半夏降逆燥湿化饮，以麻黄宣肺利水除饮，二者合用，共奏行水化饮之效。"

（29）半夏干姜散由半夏和干姜二药组成。"干呕，吐逆，吐涎沫，半夏干姜散主之。"此治寒饮内停于胃致呕之证治，以胃寒为主，半夏伍干姜，温中散寒化饮；干姜辛热，最善温暖脾胃，驱散中焦沉寒痼冷，温化水饮痰浊，使有形化为无形；半夏辛温，燥湿化痰，降逆止呕，下气消痞，长于降逆止呕，对有形之痰饮湿浊及无形之气逆、气结皆有良效。二药配伍，辛开苦降，温而复燥，可温阳气于中州之地，化痰饮于水泽之乡，令阴寒四散，脾土健运，气化正常，痰饮浊浊消退。《金匮要略学习参考资料》说："本方证的病机，主要是胃气虚寒，因胃气虚寒而导致停饮，故用干姜温胃，合半夏化饮降逆，达到温胃止呕之效。"

半夏、干姜相伍，还见于小青龙汤、三泻心汤及干姜半夏人参丸，取其温阳化饮。

本方与吴茱萸汤之干呕吐涎沫，证相类似，但前者为肝寒犯胃，故用吴茱萸温肝逆，而肝胃同治；本方病只在胃，故用干姜、半夏温胃降逆，专治其胃。

（30）大黄甘草汤由大黄和甘草二药组成。"食已即吐者，大黄甘草汤主之。"此治胃热上冲之呕吐，胃肠实热，大便秘结，下既不通，势必上逆而呕，火性急迫，故食已即呕。治以清热通便，降逆止呕。大黄清热通便，甘草和之。《金匮要略方义》说："食已即吐，乃胃热上冲所致……治以通降之法。方中大黄为君药，直泻胃肠实热，使热去则胃气得和，呕吐自止。伍以甘草调和胃气，既可使大黄泻不伤胃，且可延缓大黄之性而留连于胃中，令热去而胃气和降。此证当有大便干燥，舌红苔黄，脉沉数之见症。"

调胃承气汤亦用大黄与甘草相伍，此处用大黄旨在通便泻热；甘草甘平，既能和中缓急，调和药性，又能泻火解毒，此用旨在缓和。二药合用，可助其功而杜其弊，使泻下之力缓和，故称之为缓下。

（31）生姜半夏汤由生姜汁和半夏二药组成。"病人胸中似喘不喘，似呕不呕，似哕不哕，彻心中愦愦然无奈者，生姜半夏汤主之。"此为正气与寒邪相搏击于胸中，以致胸中有诸多无可奈何之感，治当辛散水气，以舒展胸中阳气，生姜辛散之力大于干姜，半夏降逆止呕。《金匮要略方义》说："本方即小半夏汤将生姜改为生姜汁，且姜汁之用量倍于半夏，较小半夏汤之半夏倍于生姜有别，故方名称之为生姜半夏汤。方中以生姜汁为君药，意在宣通阳气，开郁散结为主，而降逆次之，是为饮阻胸阳，气机不畅而设。胸者宗气之府，胸阳被阻，气不宣通，则胸中烦闷，'似喘不喘，似呕不呕，似哕不哕'，无可奈何之状。生姜汁之力迅而猛，孟诜谓生姜汁作煎服，'下一切结实，冲胸膈恶气，神验'。与半夏同用，则善能豁痰开郁，通阳散结，对于饮阻阳气，胸烦愦愦无奈者，实属至捷之剂。然姜汁辛烈之气较强，且方中用量较大，故需小冷，分四次服之，呕哕止即应停药。其中热药冷服，亦寓有反佐之意，恐寒饮搏结，拒药不纳，而引起呕吐。"

（32）橘皮汤由橘皮和生姜二药组成。"干呕哕，若手足厥者，橘皮汤主之。"此为胃气虚寒，胃阳不得伸展而上逆作呕哕，同时出现手足不温，治以橘皮汤，以橘皮降气行滞，生姜温胃止呕，合而用之能宣通胃阳，阳气振奋，则呕哕与厥冷自愈。《金匮要略方义》说："本方所治之呕哕，是指干呕与呃逆二证而言。其干呕，哕而手足厥者，乃因胃气被寒邪所遏为病。胃中受寒，失于和降，故见干呕、呃逆。中阳被阻，不能达于四末，故手足厥冷。此乃暂短一时之象，而非阳衰阴盛之四肢厥逆，故治宜行气散寒之法。方中生姜温散寒邪而降逆气，橘皮理气化滞而和脾胃。二药合用，使寒散阳通，逆降胃和。则干呕呃逆，手足厥冷等症自解。"

（33）紫参汤由拳参和甘草二药组成。"下利肺痛，紫参汤主之。"此"肺痛"当是"胸痛"从拳参苦凉，能清热解毒，去湿，散痈肿等功能分析，是证当属湿热之证，加甘草以和之。《金匮要略方义》说："肺痛之名，诸书不载，许多注家皆解为胸痛，程氏疑是腹痛。盖肺居胸中，当是胸痛……盖此方所治之下利肺痛，乃为瘀血所致。以拳参活血化瘀，则胸痛下利自除……然本品味苦性寒，单独用之，恐有苦寒败胃之虞，故又佐以甘草之甘缓，和中以护胃气，且缓其苦寒之性。二者合用，逐瘀止痛，祛邪而正不伤。"

（34）诃梨勒散由诃梨勒为散，以粥饮和服。"气利，诃梨勒散主之。"诃梨勒即诃子，功能涩肠敛肺，下气利咽。《本草逢原》说："诃子苦涩降敛，生用清金止嗽，煨熟固脾止泻。"方中诃梨勒煨用，固涩止泻可知，以粥饮服之，取其益脾和胃。《金匮要略方义》说："气利即下利兼矢气，屎随矢气而下。气利一证，有虚实之分……病久而为气利者，多属虚证，乃脾胃虚弱，脏虚不固，治宜益气固脱。本方用诃梨勒一味，取其味苦性涩，固肠止泻；以粥饮服之，取其益脾和胃。此方乃为气利之虚证而设。"

（35）蜘蛛散由蜘蛛和桂枝二药组成。"阴狐疝气者，偏有小大，时时上下，蜘蛛散主之。"是证多为寒气凝结厥阴肝经所致，治疗以辛温通利为主，蜘蛛有破结通利之用，配以桂枝辛温，引入厥阴肝经以散寒气。但蜘蛛有毒，当慎用。《金匮要略方义》说："阴狐疝，现通称狐疝。多属寒滞肝经，肝失疏泄为病……治宜温经散寒，疏肝理气。本方以蜘蛛直达少腹及前阴，破结开郁为君药。佐以桂枝温经散寒，宣达阳气。两药配伍，能入厥阴破郁结、散寒气，专治狐疝。蜘蛛有毒，用量不宜过多。"

（36）葵子茯苓散由葵子和茯苓二药组成。"妊娠有水气，身重，小便不利，洒淅恶寒，起则头眩，葵子茯苓散主之。"此即子肿，系由胎气影响，气化受阻，小便不利而成水肿，治宜通窍利水，葵子滑利，利水通淋，茯苓化气利水，二药合用旨在利水消肿。但能滑胎，故用量宜轻。《金匮要略方义》说："本方所治之妊娠有水气，缘于胎元阻遏，气化不行，以致水气内停之故……治当利水祛湿。方中以冬葵子滑利通窍，《本经》言其主'五癃，利小便'，用为君药。佐以茯苓之淡渗利湿。导水下行。二者合用，滑利清淡，使水湿从小便而利。水湿一去，诸症尽解，故方后云：'小便利则愈'。但此方滑利之性较强，一俟小便利，则停后服，过之恐有伤胎之弊。"何国良说："本方所治之妊娠水肿，证属系由胎气影响，水气内阻，小便不利而致。治宜化气通窍利水。方中冬葵子滑利窍道，配以茯苓健脾利水；而且以米饮调服，既可养胃扶正，亦可防冬葵子过于滑利。诸药合用，共奏通窍利水之效。使小便通行，水有去路，阳气展布，则诸证可愈。本方亦可用于一般水湿内停之水肿，以及小便不利之淋证。"（《中国医学百科全书·方剂学》）

（37）枳实芍药散由枳实和芍药二药组成。"产后腹痛，烦满不得卧，枳实芍药散主之。"本证是由产后气血郁滞所致，治宜行气活血。方中枳实烧黑，能行血中之气；芍药和血止痛。麦粥和胃气，共奏宣通气血之用。《金匮要略方义》说："产后腹痛的原因甚多，但首先应分辨虚实。今腹痛至于烦满不得卧，表明属于里实……治宜行气活血，使气血宣通，则腹痛与烦满均可得解。方中枳实烧黑存性，能入血以行血中之气，配伍芍药和血止痛。两味等分为散，每服'方寸匕'，说明药少量轻，病情不重，意在缓治。用大麦粥调服，以和胃气。"

（38）矾石丸由白矾和杏仁二药组成。"妇人经水闭不利，脏坚癖不止，中有干血，下白物，矾石丸主之。"此为外用坐药，旨在除湿热而止带，白矾功能解毒杀虫，燥湿止痒；杏仁苦微温，功能止咳平喘，润肠通便，现代有报道作为坐药治阴痒。《金匮要略学习参考资料》说："本条是论述湿热白带的外治法。""本条所述的白带，病本在于瘀血，而其变化则属于湿热。用矾石丸作为坐药，纳入阴中，取其祛除湿热以止白带。"《金匮要略方义》说："本方用作阴道坐药。方中取枯矾之酸寒燥涩，以收敛燥湿，清热去腐，解毒杀虫，治妇人湿热内蕴，前阴下流白物（即今之白带）。合杏仁质润多脂之品，以防白矾的过于燥涩。用蜂蜜为丸，取其质润易纳于前阴之中，且蜜得温则溶，使白矾缓缓融化，而发挥其药力。此方乃燥可去湿，涩可固脱之剂，非下瘀活血之方，只宜于妇人白带。"本方为外治药，只能止白带，不能去干血，因此在治疗时尚须配合消瘀通经的内服药物。另外，阴中有新糜烂时就不宜使用本坐药。

（39）红蓝花酒由红花和酒组成。"妇人六十二种风，及腹中血气刺痛，红蓝花酒主之。"此治妇人气血不和之腹痛，红花功能活血止痛，酒性辛温，亦能行血，故对妇人调经除疾有一定功效。《金匮要略学习参考资料》说："用红蓝花酒活血行瘀，利气止痛。红花气味辛温，酒煎顿服，是取其辛热之力，以行气血之滞。"《金匮要略方义》说："本方独用红花一味，酒煎顿服一半，乃取红花之辛温，活血祛瘀，温经止痛。加酒之辛热，温通气血，以助红花之力。二者配伍，总以活血通经为主，故可治妇人血瘀所致之腹中刺痛。"

（40）蛇床子散由蛇床子和铅粉组成。"蛇床子方，温阴中坐药。"本方为治寒湿带下之坐药，辛苦温，功能温肾壮阳，散寒祛风，燥湿杀虫，用于寒湿带下。铅粉亦能杀虫。合用之温阳去寒，杀虫止痒，燥湿止带。《金匮要略学习参考资料》说："蛇床子气味

顾武军讲药对

苦温，有暖宫除湿、止痒杀虫的作用；铅粉功能杀虫。合用故能治疗阴冷阴痒带下等证。"《金匮要略方义》说："本方亦是阴中坐药。蛇床子苦温，有温阳暖胞，除湿止痒之效；合白粉（今多用铅粉）少许，兼可燥湿杀虫。二者合用，共奏温子脏，止阴痒之功，宜于下焦寒湿之阴中冷，或阴痒、带下之证。"

2. 由三味药组成的药对方

然就现今临床对"药对"的应用，多为二味（或三味）药组成，即杨新年所说："药对通常是指在临床上能经常在一起配合应用的两味或三味药的配伍使用。"由三味药组成的药对现称之为"角药"，谓其"如三足鼎立，互为犄角"，故谓为"角药"，是药对的一种特殊形式。运用"角药"最早的是张仲景，小青龙汤中"干姜、细辛、五味子"的组合即是，《金匮要略·痰饮咳嗽病脉证并治》中所载的苓甘五味姜辛汤、桂苓五味甘草去桂加干姜细辛半夏汤、苓甘五味加姜辛半杏汤、苓甘五味加姜辛半杏大黄汤等，都是小青龙汤在治疗咳喘中的加减方，但其中的"干姜、细辛、五味子"是始终不变的，是小青龙的核心。《施今墨对药》中即有诸多三味药组成的对药，如"当归、丹参、王不留行"三药合用，谓："当归、丹参活血化瘀，祛瘀生新，消癥除痕；王不留行走而不守，通利血脉，化瘀散肿，催生下乳，《本草新编》云：'其性甚急，下行而不上行者也。'三药合用，均入肝经血分，消癥散痕，行血通利之力益彰。"又如"黄芪、桔梗、生甘草"同用，谓："黄芪甘温，温分肉，实腠理，通调血脉，疏通经络，益气补血，生肌长肉，化腐托疮为主；桔梗行散化滞排脓为要；生甘草解毒为佐。诸药参合，益气补血，生肌长肉，排毒敛疮之力益彰。"还有"诃子、桔梗、甘草""香附、五灵脂、牵牛子""知母、黄柏、肉桂""阿胶、龟板胶、鹿角胶"、"川芎、白芷、菊花"，余如马勃与黛蛤散、枇杷叶与六一散、左金丸与血余炭、左金丸与蚕沙等皆是三味药组成的药对。仲景方中既有两味药的药对方，也有三味药的药对方。因为这些方剂是由药对直接组成的，所以说"药对体现了方剂的整体功能与作用"。

（1）瓜蒌薤白白酒汤由瓜蒌、薤白、白酒三药组成。"胸痹之病，喘息咳唾，胸背痛，短气，寸口脉沉而迟，关上小紧数，栝楼薤白白酒汤。"胸痹乃胸阳不足，寒痰内聚之证，治当辛温通阳，豁痰开痹。方中瓜蒌开胸中痰结；薤白辛温通阳，豁痰下气；白酒轻扬以行药势，且辛温助阳。合用之有通阳散结，豁痰下气之效。《金匮要略方义》说："方中以瓜蒌实为君药，理气宽胸，涤痰通痹；以薤白为臣，温通胸阳，散结下气；更以白酒为佐使，辛散上行，既可疏通胸膈之气，且能温煦胸中之阳。三药相合，使气机通畅，阳气四布，痰浊得消，则胸痛自除"。邓维钧说："本方所治证属胸阳不振，气滞痰阻所致。治宜通阳散结，行气祛痰。方中瓜蒌祛痰散结而开胸，《本草思辨录》说：'栝楼实之长，在导痰浊下行，故结胸胸痹，非此不治。'薤白温通滑利，豁痰行气止痛，《本草求真》说：'薤白辛则散，散则能使在上寒滞立消；味苦则降，降则能使在下寒滞立下；气温则散，散则能使在中寒滞立除，体滑则通，通则能使久痼寒滞立解……胸痹刺痛可愈。'再借白酒活血行气之力，以加强薤白通阳散结作用。诸药合用，故有通阳行气，散结豁痰，开胸止痛之功。使胸中阳气宣通，痰浊消散，气机畅顺，则胸痹自除。正如徐忠可在《成方切用》中说：'以瓜蒌开胸中之燥痹为君，薤白之辛温以行痹着之气，白酒以通行营卫为佐，其意谓胸中之阳布，则燥自润，痰自开，而诸证悉愈也'。"（《中国医学百科全书·方剂学》）

（2）滑石代赭汤由百合、滑石、赭石三药组成。"百合病，下之后者，滑石代赭汤汤主之。"百合病本不应用下法，误下则既伤津液又伤胃气，以致胃气上逆，方中以百合润肺而养阴，滑石清热而利小便，赭石重镇而降逆气。《金匮要略方义》说："本方用于百合病下之后者。百合病本属阴虚，误用下法，则徒伤其胃气，胃阴亏乏，以致失其和降之性，反而上逆变生呕哕。故方中仍用百合为君，养阴宁心以治百合病之本，臣以滑石之沉降，清热养阴，止烦渴，疗呕恶。《本草备要》谓滑石能治'中热积热，呕吐烦渴'。《本草经疏》亦言滑石'甘以和胃气，寒以散积热'。《本草经》更称滑石有'益精气'之功。其与百合配伍，虽有渗利之性，而无伤津之弊，庶可和胃清热，止呕止渴。又佐以重镇之赭石，以奏降逆和胃止呕之效。三药合用，对于百合病阴虚气逆而呕哕呃逆者，可收标本同治之功。"

（3）茯苓杏仁甘草汤由茯苓、杏仁、甘草三药组成。"胸痹，胸中气塞，短气，茯苓杏仁甘草汤主之；橘枳姜汤亦主之。"此治胸痹而饮停胸膈，胸中气塞，以呼吸迫促为主，治以茯苓杏仁甘草汤化饮邪，利肺气。方以茯苓利水化饮，杏仁宣降肺气，甘草益脾并调和诸药，共成宣肺化饮。《金匮要略方义》说："方中以茯苓为君，利水化饮，饮邪去则肺得宣畅；又臣以杏仁，宣利肺气，俾气化则水饮化；甘草为使，和药益脾，脾旺亦能运化水饮，且不致饮邪复聚。"

（4）橘枳姜汤由橘皮、枳实、生姜三药组成。此与茯苓杏仁甘草汤是一证两方，同病异治，茯苓杏仁甘草汤是病机偏重于肺，此则病机偏重于胃，肺胃气滞，气阻饮停，治以和胃降逆化饮。橘皮理气调中，燥湿化痰；枳实破气消积，化痰除痞；生姜和胃降逆。黄元御说："橘、枳破凝而开郁，枳、姜泄满而降浊也。"（《金匮悬解》）《金匮要略方义》说："方中以橘皮为君，行肺胃之气而宣通气机；臣以枳实行气除满而利五脏；佐以生姜散结气而降逆化饮。三者相合，行气开郁，和胃化饮，使气行痹散，胃气因和，而胸脘气塞之症自除。"

（5）桂枝生姜枳实汤由桂枝、生姜、枳实三药组成。"心中痞，诸逆，心悬痛，桂枝生姜枳实汤主之。"此治寒饮内停于胃而有上逆之证，以桂枝、生姜通阳散寒，枳实开结下气。《金匮要略方义》说："此乃治痞之方剂，痞者，病在心下（胃脘部位），痞闷不舒，气机阻滞之病。气结不散，寒饮内停，则气逆上攻作痛。治宜行气消痞，温中化饮。方中重用枳实，快气消痞；以桂枝通阳降逆；以生姜散寒化饮。三药相合，使气行则痞消，阳盛则饮化，气畅饮消则诸逆痞痛自愈。"

（6）当归生姜羊肉汤由羊肉、当归、生姜三药组成。"寒疝，腹中痛及胁痛里急者，当归生姜羊肉汤主之。""产后腹中疠痛，当归生姜羊肉汤主之，并治腹中寒疝，虚劳不足。"此为血虚之证，后产多寒，尤在泾说："血虚则脉不荣，寒多则脉细急，故胁腹痛而里急也。"治当养血散寒。当归、羊肉均为温补之品，生姜温中散寒，共为温经散寒养血止痛之剂。《金匮要略方义》说："方中以血肉有情之羊肉为君，补虚生血，温中而止腹痛。臣以当归养血缓急，'温中止痛'（《名医别录》）；生姜温经散寒，'去腹中寒气'（《日用本草》）。三药协力，温而不燥，补而不腻，共奏补虚生血，温经散寒之效。'寒多者加生姜'，以加强温中散寒之力；'痛多而呕者'，乃寒凝气滞，肝气横逆，故加橘皮以理气，白术以培土御木。"

（7）小承气汤、厚朴大黄汤、厚朴三物汤皆由厚朴、大黄、枳实三药组成。三方药物虽同，但因用量不同而功则有异：小承气汤用大黄四两为君，枳实三枚为臣，厚朴二两为佐使，主治阳明腑实，大便秘结，潮热谵语等证，其治疗目的在于攻下；厚朴大黄汤以厚朴一尺、大黄六两为君，枳实四枚为臣使，主治支饮胸满，其治疗目的在于开胸涤饮；厚朴三物汤用厚朴八两为君，枳实五枚为臣，大黄四两为佐使，主治腹部胀满，大便秘结等证，其治疗目的在于除满。《金匮要略方义》在阐释厚朴三物时汤说："此方三药，虽与小承气汤、厚朴三物汤二方药味相同，但用量各异，君臣有别。小承气汤以大黄为君，重在泻胃家实热；厚朴三物汤以厚朴为君，重在行胃肠之气；本方厚朴、大黄用量均重，皆为君药，意在泻胃家之实热，开胸中之滞气；佐以枳实行中焦之气，以破中脘之阻隔。"

（8）滑石白鱼散由滑石、白鱼、乱发三药组成。"小便不利，蒲灰散主之，滑石白鱼散、茯苓戎盐汤并主之。"此为一证三方，说明小便不利的原因很多，见证亦有差异，观其用药当属血淋之证，是以用滑石白鱼散利水通淋，活血止血。《金匮要略方义》说："本方所治之小便不利，实系今之血淋。方中之白鱼，亦名衣鱼，《本草经》谓其'主妇人疝瘕，小便不利'；《别录》言其能'疗淋堕胎'。本方以白鱼活血化瘀，利水通淋。乱发烧炭，功能化瘀止血，通利小便，《本草经》称之'主五癃关格不通，利小便水道'。滑石甘寒，以其滑可去著，渗湿利水。三者配合，利水通淋，活血止血，主治瘀血内结之血淋证。其活血化瘀之力较蒲灰散为大。"

（9）茯苓戎盐汤由茯苓、白术、戎盐三药组成。此与蒲灰散、滑石白鱼散皆治小便不利之方，茯苓戎盐汤有温肾健脾渗湿之功。《金匮要略方义》说："本方重用茯苓为君药，意在健脾渗湿，臣以白术，助脾之运化，以增强健脾利水之功。佐以戎盐（即今之青盐），取其咸以润下，下走肾与膀胱，以引水湿之邪下走膀胱，从小便而出。本方所治之小便不利，系脾肾虚弱之劳淋，良由脾肾不足所致。"

（10）麻黄附子汤、麻黄附子甘草汤皆由麻黄、附子、甘草三药组成。此二方药味虽同，都有温阳发散之用，但用量不同，君臣有别：麻黄附子汤麻黄为君，温经发汗，臣以附子，兼顾肾阳，甘草一防麻黄发散太过，二则解附子之毒，以成温阳发汗治水之剂，即"水，发其汗则已"。麻黄附子甘草汤为治少阴病兼表不解之太少两感证，方中麻黄、附子共为君药，二药配合，可以振奋阳气，开泄皮毛，鼓邪外出，而无汗出伤阳之虞。加炙甘草之甘温，既可益气和中，又可监制麻黄发汗，使之成为温经解表，微发汗又不伤正气的平和之方。《金匮要略方义》阐释麻黄附子汤时说："……乃为风水里阳不足而水气偏胜之证。治当发汗行水，温经助阳，两者兼顾。若只发汗而不助阳，则阳虚不能鼓邪外出，或一旦作汗，则有阳随汗泄之虞；若只助阳而不发汗，则风之与水无从发泄，邪无出路。故方中以麻黄开表发汗，配伍附子温里助阳，使以甘草调和其中。如此配合，可使风气外散，阳气复振，其病自愈，对于阳虚体质而患风水者，用之最宜。本方与《伤寒论》之麻黄附子甘草汤，药味虽同，药量有异，彼治阳虚外感，此治阳虚风水。"

（11）泻心汤由大黄、黄芩、黄连三药组成。"心气不足，吐血、衄血，泻心汤主之。"此治热盛迫血妄行之方，用三黄直泻邪热而止血。《金匮要略方义》说："方中以大黄为君药，泻血分之实热，导火热下行，具有釜底抽薪之意。佐以黄连、黄芩，苦寒泻火，使火热下降，热去则血宁。三药合用，大有苦寒降泻，直折火邪之效。"左言富说："本方主治心胃火炽，迫血妄行，或三焦实热，以及湿热内蕴所产生的诸证，故用泻火解毒，燥湿泄热之法。方中黄芩、黄连、大黄均具泻火解毒之功，既能泻心火，亦能泻一切实火。尤怡说：'血为热迫，妄行不止，大黄、黄连、黄芩泻其心之火，而血自宁。'泻心汤虽非直接止血之剂，但清热降火却能起间接的止血作用。吴谦说：'三黄汤用黄芩泻上焦火，黄连泻中焦火，大黄泻下焦火，三焦实火大便实者，诚为允当。'所以，本方虽以'泻心'名方，但并非专泻心火，而对一切实火均可用此方泻之。"（《中国医学百科全书·方剂学》）

（12）四逆汤、通脉四逆汤皆由附子、干姜、甘草三药组成。这两方《伤寒论》中载之，《金匮要略》中亦载之，二方只是剂量不同。陈亦人在《伤寒论译释》中释四逆汤方义时说："附子温经回阳，生用则力猛效捷，干姜温中散寒，二药同用即干姜附子汤，能够迅复阳气，增入甘草的甘温补中，温养阳气，既能降低附子的毒性，又能加强姜、附的驱寒回阳作用。"而在释通脉四逆汤方义时说："本方与四逆汤药味全同，仅是姜、附的用量较大，这是因为证势较四逆汤严重，所以附子用大者一枚，干姜分量加倍，以大剂辛热振奋阳气，急驱在内之阴寒，使被格于外的阳气得以内返，则脉不出的亦可恢复，故名通脉四逆汤。"

《金匮要略方义》在释四逆汤方义时说："方中以附子为君药，入命门通十二经，其性走而不守，壮元阳，回阳救逆；臣以干姜，入肺脾而下达于肾，其性能走能守，散阴寒，回阳通脉。姜附相伍，相须为用，其力益增。又以甘草为佐使，取其守而不走之性，扶正安中，既可助姜附之力，又可延长姜附之效。三者合用，大有回阳救逆之功。"其在释通脉四逆汤时说："本方即四逆汤倍干姜而成，是为阴盛于内，格阳于外之证而设。方中干姜之用量略大，取其在附子助元阳的配伍下，首入肺脾，散寒助阳，以肺朝百脉，脾主四肢，使肺脾阳旺，阴霾消散，则四肢得温，脉气自通，故以'通脉'名之。"由此可见"药对"因药物的剂量不同而作用有异。

（13）大半夏汤由半夏、人参、白蜜三药组成。"胃反呕吐者，大半夏汤主之。"此治虚寒性胃反呕吐，方以半夏降逆化饮，人参补虚益胃，白蜜甘润缓中，合用之，补虚和胃，止呕润燥。《金匮要略方义》说："方中以半夏为君药，降逆止呕，臣以蜂蜜养脾润燥，兼制半夏之燥。佐以人参补脾益气，配合半夏，使脾气得升，胃气得降；又可伍蜂蜜益脾生津。其用水蜜和匀煎药者，乃取其与参、夏相融，甘不腻膈，燥不伤阴，且使药力留连于中焦。"

（14）桃花汤由赤石脂、干姜、粳米三药组成。本方《伤寒论》载之，《金匮要略》亦载之。是方具有温阳散寒，涩肠固脱之功，仲景用治脾肾阳虚滑脱不禁之证。陈亦人在《伤寒论译释》中说："本方以赤石脂温涩固脱为主药，辅以干姜温运中阳，佐以粳米益脾胃，三物合用，以奏涩肠固脱之功效。赤石脂一半全用入煎，取其温涩之气，一半为末，以小量粉末冲服，取其直接留着肠中，加强收敛作用。"《金匮要略方义》说："方中赤石脂为君药，《本经》言其主'泄痢肠癖，脓血阴蚀，下血赤白'；臣以干姜温中散寒；佐以粳米养胃和中。三药共奏温里固肠，止血和中之效，为下利脓血及久痢滑脱，证属虚寒者常用方剂。"李飞说："方中赤石脂甘温调中，酸涩质重，尤善固涩下焦滑脱而止泻痢，为君药。干姜温中祛寒，为臣药。粳米养胃和中，助赤石脂、干姜以厚肠胃，并可缓金石之性，而不致碍胃，用为佐使。""方名'桃花汤'，是因君药赤石脂之色如桃花，故名。"（《中医基础系列教材·方剂学》）

（15）薏苡附子败酱散由薏苡仁、附子、败酱草三药组成。此治肠痈脓已成之方。方中薏苡仁泄脓除湿，附子振奋阳气，辛热散结，败酱草破瘀排脓，以成清热除湿，散痈排脓，助阳扶正之剂。《金匮要略方义》说："方中用薏苡仁利湿排脓为君药；配以败酱草清热解毒，活血排脓；少佐附子助阳扶正。三药合用，清热排脓而不伤阳气，温阳扶正而不助热毒，共奏清热排脓，助阳扶正之效。"

（16）甘草小麦大枣汤由小麦、甘草、大枣三药组成。此治妇人脏躁之方。脏躁之证，多由情志抑郁或思虑过度，心脾受损，致内脏阴液不足而成。方中小麦养心气，甘草、大枣以润燥缓急。共为养心安神，和中缓急。《金匮要略方义》说："方中以小麦为君药，养心气而和肝气，臣以甘草、大枣，益心脾，和中缓急。三药皆属甘平之品，既可甘以补之，养心脾之虚；又可甘以缓之，缓肝之急。《素问·脏气法时论》云：'肝苦急，急食甘以缓之。'本方用药，正合此意。综观全方，乃为养心安神，和中缓急之法，使心脾得养，则神志安宁；肝气得和，则躁急自止。"李飞说："方中小麦味甘而凉，功专调养心阴，除烦安神，故有'心病者，宜食麦'（《灵枢经·五味》）之说，为方中君药。甘草甘缓和中，大枣甘温益气，两药甘平质润而性缓，与小麦相伍，能补中益气，润养心阴，并可缓肝气之急，深合'肝苦急，急食甘以缓之'（《素问·藏气法时论》）之义，共为佐使。三药合用，甘润平补，养心调肝，于脏躁病机甚切。"（《中医基础系列教材·方剂学》）

（17）旋覆花汤由旋覆花、葱、新绛三药组成。本方仲景用治肝着及妇人半产漏下。旋覆花消痰行水，降气止呕，通血脉；葱辛温通阳；新绛活血通络。共成下气（疏肝）散结，活血通络。《金匮要略方义》说："综观本方，乃行气散结、活血通络之剂。方中以旋覆花为君药，《本经》言其'味咸温，主结气胁下满'，李时珍谓'其功只在行水下气通血脉尔'，今多用以行痰水，降逆气。葱为通阳之品，与旋覆花相伍，可温通阳气，宽胸解郁。少佐新绛，取其入血分以活血通络。三药相合，具有温阳解郁，行气活血之功。适用于肝经气血郁滞而属寒之证。"唐容川说："新绛乃茜草所染，用以破血，正是治肝经血着之要药。"新绛今药市无售，故今人多以茜草以代之。我在临床上很喜欢用此方，凡遇肝区不适而喜按，即用旋覆花、茜草，另嘱病人自加青葱管一束，往往取满意效果。至于妇人半产漏下，因妇人之病，治肝为先，肝藏血而喜条达，故"虚不可补，解其郁结即所以补；寒不可温，行其血气即所以温"。

（18）茵陈蒿汤由茵陈、栀子、大黄三药组成。本方既载于《伤寒论》，用于治疗湿热发黄，又载于《金匮要略》，用以治疗湿热黄疸。尤在泾说："茵陈、栀子、大黄，苦寒通泄，使湿热从小便去也。"《金匮要略方义》说："本方为治湿热黄疸之主方。《金匮》用治谷疸，《伤寒》用治瘀热发黄，究其病因皆为湿热郁蒸，郁阻为患，治当清热利湿，化瘀退黄。方中重用茵陈为君药，以其'主风湿寒热邪气，热结黄疸'（《本经》），善治'通身发黄，小便不利'（《名医别录》）。因其清利湿热退黄之功较著，故独重用之。臣以栀子清热降火，通利三焦，导湿热屈曲下行，以助茵陈泄热利湿之功。佐以大黄，苦寒降下，泄热祛瘀。三药配合，以泄热与除湿相伍，相得益彰。如此则二便通利，湿热得行，淤热得下，则黄疸自退。"因方用大黄，证见腹微满，故有人认为是证当有大便秘，用大黄旨在通腑。事实上，本方用大黄是协茵陈清利湿热（瘀热），而非攻下通便，仲景方后注中"小便当利，尿如皂角汁状，色正赤，一宿腹减，黄从小便去也"便是对本方效用自注。

（19）大黄附子汤由大黄、附子、细辛三药组成。"胁下偏痛，发热，其脉紧弦，此寒也，以温药下之，宜大黄附子汤。"此温下之剂，以附子、细辛散寒邪，大黄通下，以治此寒结之证。尤在泾说："非温不能已其寒，非下不能去其结。"《金匮要略学习参考资料》说："因为寒实内结，非下不能去其结，非温不能散其寒，故大黄附子汤中用大黄泻下通便，附子、细辛温经散寒，并能止痛。《本事方》的温脾汤即从本方加减而成，在药物组成方面，较大黄附子汤更为全面，可以采用。"《金匮要略方义》说："方中重用大热之附子为君药，取其温里助阳，而祛寒邪；臣以大黄泻下通便，而开秘结。大黄虽是苦寒之品，但与大量附子配伍，则'寒性散而走泄之性存'，二药合用，组成温下之剂，此乃仲景开温下之先河。方中细辛，取其温经散寒。综合全方，是以温里助阳为主，同时使在里之寒积得下，在经之寒邪得散。适用于素体阳虚，外寒由经入里，寒实内结之证。"李飞说："方中重用附子之辛热以温里散寒，止腹部冷痛；大黄泻下通便，以荡涤里实积滞，共为君药。细辛辛热宣通，散寒止痛，助附子以温散脏腑之积冷，用以为佐。方中大黄，性虽苦寒，但得附子、细辛之辛热，则苦寒之性被制，而泻下之功犹存，三药合用，共成温通寒积之剂。"又说："仲景治寒邪深入阴分，常以附子与细辛相配，如麻黄细辛附子汤，治少阴病，始得之，反发热，脉沉者，方以附子、细辛与麻黄同用，功在助阳解表；本方主治寒积里实之证，以附子、细辛与大黄相配，重点在于温下寒积。二方仅一药之差，即变解表为温下，可知仲景用药制方是十分严谨的。"（《中医基础系列教材·方剂学》）

（20）猪苓散由猪苓、茯苓、白术三药组成。"呕吐而病在膈上，后思水者，解，急与之。思水者，猪苓散主之。"此温脾逐饮之剂，以猪苓利水化饮，茯苓、白术健脾渗湿。《金匮要略学习参考资料》说："本方是二苓与白术同用，功能健运中焦，利水化饮，使中运复常，气化水行，则停饮尽蠲，思水亦止。"《金匮要略方义》说："方中猪苓为君，利水化饮；臣以茯苓、白术，健脾渗湿，使中州健运，水去饮消，津精四布，则口渴思水自解。病情较轻，且水停中焦，故方用散剂，《圣济经》说：'散者，取其渐渍而散解，其治在中。'"

（21）甘草粉蜜汤由甘草、粉、蜜三药组成。"蛔虫之为病，令人吐涎心痛，发作有时，毒药不止，甘草粉蜜汤主之。"方中之"粉"有"米粉"和"铅粉"之争。《金匮要略学习参考资料》说："甘草粉蜜汤的甘草、粉、蜜，皆是平和之药，服后可以安蛔缓痛，惟方中之粉未详，后世有认为是铅粉；但既云'毒药不止'，自不当再用'毒药'。甘草粉蜜汤非杀虫剂，事实上蛔病在剧烈发作时，或服用杀虫剂后，而痛势不减，再继续用杀虫药，其痛必更剧，甚至变生他病。此时可用甘平之剂缓和痛势，即'甘以缓之'之意，等到病势缓和后，可再用杀虫剂治疗。"如此说，甘草、米粉、蜂蜜相配，有甘缓止痛之用。日医丹波元简在《金匮玉函要略辑义》中说："粉，诸注以为铅粉。尤云，诱使虫食，甘味既尽，毒性旋发，而虫患乃除，此医药之变诈也，此解甚巧。然古但称粉者，米粉也。《释名》云，粉，分也，研米使分散也。《说文》，粉，傅面者也。徐曰：古傅面亦用米粉。《伤寒论》猪肤汤用白粉，亦米粉耳，故万氏《保命歌括》载本方云：治虫啮心痛，毒药不止者，粉，乃用粳米粉。而《千金》诸书，借以治药毒，并不用铅粉。盖此方非杀虫剂，乃不过用甘平安胃之品，而使蛔安。亦验之于患者，始知其妙而已。"持铅粉说者，因铅可以杀虫，而用甘草、蜜，以虫喜甘，诱之而后杀也，如尤在泾在《金匮要略心典》中说："甘草粉蜜汤者，诱之以其所喜也；白粉即铅白粉，能杀三虫，而杂于甘草、白蜜之中，诱使虫食，甘味既尽，毒性旋发，而虫患乃除，此医药之变诈也。"徐忠可在《金匮要略论注》中也说："白粉杀虫，蜜与甘草既可和胃，又以诱蛔也。"《金匮要略方义》说："关于方中之粉，历代医家说法不一。有的认为是铅粉，对原文'毒药不止'的解释，是说蛔虫病已用过一般杀虫药不应，因此用

顾武军讲药对

086

铅粉与甘草、白蜜同服，以诱使虫食，从而达到杀虫的目的，但铅粉有毒，不宜多服，故方中以'差即止'告之。亦有认为是米粉，因已用过毒药而疼痛不止，焉能再用铅粉。我们认为原方当以米粉为是，方后曾云：'搅令和，煎如薄粥'，铅粉岂能煎之成粥。其意在和胃安蛔，而非杀虫。然今用铅粉者，因铅粉确有杀虫之效，临床治验，已不乏其例。盖少有屡用毒药杀虫而虫不下，反令人吐涎心痛者。至于方中甘草、蜂蜜，均是甘平之药，具有缓急止痛、养胃和中之效。对于蛔虫引起的剧烈疼痛，或服用杀虫药后而腹痛加剧，以及禀赋不足，脾胃虚弱者，运用此方，比较惬当。"《金匮要略学习参考资料》指出："方中之粉，如用米粉，可以缓痛；用铅粉，在于杀虫，临证时可根据具体情况适当选用；惟为毒性药，宜慎用。"

（22）当归贝母苦参丸由当归、贝母、苦参三药组成。"妊娠，小便难，饮食如故，当归贝母苦参丸主之。"此治妊娠小便难，《金匮要略学习参考资料》认为是证为后世所谓的"子淋"。由于怀孕以后血虚有热，气郁化燥，膀胱津液不足，故使小便难而不爽，治当养血清热利湿，方中当归养血润燥，贝母利气解郁，兼治热淋，苦参利湿热、除热结，与贝母同用又能清肺而散膀胱之郁热，如此，则血得润养，气化热除，小便自能爽利。但亦有认为原文之"小便难"当为"大便难"，秦伯未在《金匮要略简释》中说："小便难而饮食照常的用当归、贝母、苦参来治，很难理解，古今注家多望文生训，理论脱离实际。近得金华沈介业中医师来信，指正这条小便难当作大便难，经他祖父五十年的经验和他自己试用，效验非凡。信里说：'孕妇患习惯性便秘，有时因便秘而呈轻微燥咳，用当归四份，贝母、苦参各三份，研粉，白蜜为丸，服后大便润下，且能保持一天一次的正常性，其燥咳亦止。过去吾家对孕妇便难之不任攻下者，视其为秘方'云云。用当归贝母苦参丸治大便难，非但符合理论，且下文'饮食如故'也有着落。多时疑团，一朝打破，使我感佩。"秦氏之说，可供参考，此亦说明仲景方之一方多能、一方多用的特点。本方治大便秘，《金匮要略学习参考资料》亦有论述，谓："本方有用于妊娠大便难的，亦取其润燥清热、利窍散结之功，但亦仅适宜于肠道燥热之证。"《金匮要略方义》说："本方原为孕妇小便难而设，此证当属肺失肃降，下焦湿热不化所致。妇人妊娠，营血养胎，故胎前诸病，常以养血为要。《金匮》亦有孕妇宜常服当归散之语，本方用当归补血润燥，即合此意。胎阻气机，肺气膹郁，致使水道失于通调，大肠传导受阻，用贝母以清肃肺金，开郁散结，《本经》亦谓贝母有主淋沥之功。湿热蓄于下焦，中焦无病，因而小便虽难，但饮食如故。用苦参清热燥湿，《本经》亦谓苦参主溺有余沥。三药合用，共奏养血清热化湿之效。使热退湿化，则小便自调。至于孕妇大便难，若属于肺失肃降，大肠燥热者，亦可用本方以润燥清热。"

（23）大黄甘遂汤由大黄、甘遂、阿胶三药组成。"妇人少腹满如敦状，小便微难而不渴，生后者，此为水与血俱结在血室也，大黄甘遂汤主之。"本方大黄破血为主，甘遂逐水为要，是为水血同治，但皆为攻邪之用；阿胶补血，是为补正，合言之则水血同治、攻补兼施。《金匮要略学习参考资料》说："本病是水与血俱结在血室之候。治疗方法，当水血兼攻，故用大黄甘遂汤破血逐水。方中大黄破血，甘遂逐水，配阿胶浚血液之源，兼以补正。如此，则邪去而正不伤。"《金匮要略方义》说："本方所治之少腹满，乃水与血互结于下焦所致……治宜破血逐水，水血并攻。方中以大黄破血攻瘀；甘遂攻逐水邪。病为产后，非同常人，盖产后多虚，易伤阴血，纯用破逐之剂，恐重伤阴血，故佐以阿胶益阴养血，使攻邪而不伤正。"

（24）大陷胸汤由大黄、芒硝、甘遂三药组成。本方功能泻热破结逐水，用于治疗水热互结之热实结胸重证。《伤寒论方解》说："本方以硝、黄配甘遂，其泻水泄热的作用很强，殆为邪热内聚，胸腹有积水者设。"刘渡舟在《伤寒论讲解》中说："本方由大黄、芒硝、甘遂三药组成，大黄苦寒，如将军有荡涤邪寇之用，为清热荡实最佳之药；芒硝咸寒，经云：咸味下泄为阴。又云：咸以软坚。故用以软坚破结；硝、黄同用，但建功全在甘遂一味，其味苦寒，苦性泄，寒胜热，为泄水逐饮之峻药。三药相伍，可使水热之结一扫而平，故成陷胸之功。因甘遂有毒，泻下峻猛，故应中病即止，不可过服，损伤正气。故方后注云：'得快利，止后服。'此亦符合仲景'保胃气'之宗旨。"李飞说："方中甘遂功善泻水逐饮，泄热散结，且生药研末，随汤冲服，其力更峻；大黄先煮，熟则行迟，其意不在速下，而在于荡涤邪热，其为君药。芒硝咸寒泄热，软坚润燥，用之助上药泻热逐水，故以为臣。本方药虽三味，但力专而效宏，使水热互结之邪，迅即从大便而下，故为泻热逐水之峻剂。"

李飞还说："本方与大承气汤虽同为寒下之剂，均用硝、黄以攻下热结，但二方主治证之病因、病位不同，配伍及煎服法亦显有差异，尤怡曾说：'大陷胸与大承气，其用有心下、胃中之分。以愚观之，仲景所云心下者，正胃之谓，所云胃中者，正大小肠之谓也。胃为都会，水谷并居，清浊未分，邪气之入，夹痰杂食，相结不解，则成结胸。大小肠者，精华已去，糟粕独居，邪气之入，但与秽物结成燥粪而已。大承气专主肠中燥粪，大陷胸并主心下水食；燥粪在肠，必借推逐之力，故须枳、朴；水食在胃，必兼破饮之长，故用甘遂。且大承气先煮枳、朴，而后纳大黄，大陷胸汤先煮大黄，而后纳诸药。夫治上者制以缓，治下者制以急，而大黄生则行速，熟则行迟，盖即一物，而其用又不同如此。'（《伤寒贯珠集》）这对于二方的区别运用，具有指导意义。"（《中医基础系列教材·方剂学》）

（25）小陷胸汤由黄连、半夏、瓜蒌三药组成。《伤寒论》说："小结胸病，正在心下，按之则痛，脉浮滑者，小陷胸汤主之。"此治痰热互结之结胸，方中黄连苦寒泄热，半夏辛温涤痰散结，瓜蒌甘寒润滑，有通便化痰之用，综观之，全方有泻热涤痰散结之效。刘渡舟在《伤寒论讲解》中说："小结胸病，属痰热互结，法当清热开结涤痰，用小陷胸汤治疗。本方由黄连、半夏、瓜蒌实组成。黄连苦寒，苦降下，寒胜热，为清泄心下热结最得力的药物；半夏辛温滑利，开结气，化痰蠲饮；瓜蒌实甘寒滑利，有润便化痰之功，配黄连以清热，协半夏以蠲饮。三药合用，痰热各自分消，则无结滞之患。"陈亦人在《伤寒论译释》中说："小陷胸由黄连清热，半夏化痰，二物同用，亦有苦泄辛开作用，加上瓜蒌实润下清涤，尤其善消心下痰热之结，以其治疗小结胸证有卓效，所以方名小陷胸汤。"李飞说："方用瓜蒌为君，清热化痰，宣通胸膈之痹。以黄连为臣，清热降火，除心下之痞。佐以半夏降逆消痞，散心下之结，与黄连相伍，一辛一苦，辛开苦降；与瓜蒌相合，则润燥相得，寒温合宜。方仅三味，组织严谨，配伍精当，故其清热涤痰，散结开痞之功益著。诚为痰热互结，胸脘痞痛之要方。"（《中医基础系列教材·方剂学》）

（26）芍药甘草附子汤由芍药、甘草、附子三药组成。"发汗，病不解，反恶寒者，虚故也，芍药甘草附子汤主之。"是证系阴阳两虚证，用芍药甘草附子汤以阴阳并补。周禹载在《伤寒论三注》中说："汗多为阳虚，而阴则素弱，补阴当用芍药，回阳当用附子，势不得不芍、附兼资，然又惧一阴一阳两不相和也，于是以甘草和之，庶几阴阳谐而能事毕矣。"陈灵石说："方中芍药、甘草，苦甘以补阴，附子、甘草，辛甘以补阳。附子性猛，得甘草而缓；芍药性寒，得附子而和，且芍、草多而附子少，皆调剂之妙，此阴阳双补之良方也。"刘渡舟在《伤寒论讲解》中说："芍药甘草附子汤由芍药、甘草、附子三药组成。附子力大气雄补阳气之虚；芍药滋阴养血以补阴气之衰；炙甘草合附子则化阳，遇芍药则化阴，共奏阴阳双补之功。"

（27）麻黄细辛附子汤由麻黄、细辛、附子三药组成。麻黄细辛附子汤治太少两感证，证属少阴阳虚不甚，治以温经解表，表里同治，谓："少阴病，始得之，反发热，脉沉者，麻黄细辛附子汤主之。"方中麻黄解表邪，附子温肾阳，细辛气味辛温雄烈，佐附子以温经，佐麻黄以解表，三药合用，于温经中解表，于解表中温阳。钱天来说："麻黄发太阳之汗，以解其在表之寒邪；以附子温少阴之经，以补其命门之真阳；又以细辛之气温味辛，专走少阴者，以助其辛温发散，三者合用，补散兼施，虽发微汗，无损于阳气矣，故为温经散寒之神剂云。"（《伤寒溯源集·少阴篇》）《中华本草》于"麻黄"条目中说："若素体阳虚，复感风寒，恶寒发热，头痛无汗，神疲欲寐，四肢不温，脉沉者，可与附子、细辛等配伍，以助阳解表，如《伤寒论》麻黄附子细辛汤。"李飞说："方中麻黄辛温发汗，解表散寒；熟附子温经助阳，散寒止痛，共为君药。二味配合可以振奋阳气，开泄皮毛，鼓邪外出，而无汗出伤阳之虞。佐以细辛，通彻表里，既能协麻黄以发汗解表，又能助附子以温经散寒。张山雷说：'细辛芳香最烈，内之宣脉而疏通百节，外之行孔窍而直透肌肤'(《本草正义》)。三味合用，使外感之寒邪得以表散，里虚之阳得以补助，共成助阳解表之功。"(《中医基础系列教材·方剂学》)

对于本方之用，陈亦人在《伤寒论求是》中说："关于麻黄附子细辛汤方义，大多注家皆就太阳少阴两经解释……个人体会该方主要作用是温经通阳，不但温经散寒，而且温经除痹。临床运用范围很广，并不限于少阴兼表证，也不一定有发热，反复发作的风寒头痛、风寒齿痛、关节痛、嗜睡症等使用本方均有良效。"

（28）栀子甘草豉汤由栀子、豆豉、甘草汤三药组成。此方由栀子豉汤加甘草而成，方中栀子、豆豉清宣郁热而除烦，炙甘草益气，治热郁胸膈而兼少气者，即"若少气者，栀子甘草豉汤主之"。刘渡舟在《伤寒论讲解》中说："'少气'是火热伤气之证，胸为气海，火郁胸膈，极易伤气，气虚则兼见少气不足以息，故治以清热泄烦兼以益气。但益气药中参、芪之类偏于温补，难以选用，唯甘草味甘，性尚平和，益气缓急而不助热。所以在栀子豉汤中增入甘草一味，此即栀子甘草豉汤。"

（29）栀子生姜豉汤由栀子、豆豉、生姜三药组成。此方由栀子豉汤加生姜而成。方中栀子、豆豉清宣郁热而除烦，生姜止呕，治热郁胸膈而兼呕者，即"若呕者，栀子生姜豉汤主之"。刘渡舟在《伤寒论讲解》中说："火郁胸膈，进而迫胃，胃失和降，因而兼见呕恶之证。治用栀子生姜豉汤清热除烦，兼以和胃降逆止呕。生姜在此，不仅有和胃降逆之效，而且以其辛散可助栀、豉宣泄火郁之邪，不选半夏，恐其温燥助热之故。"

（30）枳实栀子豉汤由枳实、栀子、豆豉三药组成。《伤寒论》说："大病差后，劳复者，枳实栀子豉汤主之。"此方由栀子豉汤加枳实而成，方中栀子、豆豉清热除烦，枳实宽中下气，仲景用治劳复之证。刘渡舟在《伤寒论讲解》中说："枳实栀子豉汤由枳实、栀子、豆豉三药组成，即栀子豉汤加枳实而成。枳实宽中行气，栀子清热除烦，香豉透邪散热。"《伤寒论方解》说："本方是栀子豉汤加重豆豉的用量，再加枳实一味所组成。加重豆豉的用意是在和胃解毒，加枳实的用意是在健胃消痞。用清浆水是取其和胃除烦。有宿食者加大黄，其用意是'荡涤肠胃，推陈致新'（《本经》）。金匮治'酒黄疸，心中懊憹，或热痛'的栀子大黄汤，就是本方加大黄、加重枳实的剂量（用到五枚之多）而成。这可能是因胸腹痞满较诸本方更重的关系。"

（31）栀子厚朴汤由栀子、厚朴、枳实三药组成。《伤寒论》说："伤寒下后，心烦腹满，卧起不安者，栀子厚朴汤主之。"此方即栀子豉汤去豆豉加枳实、厚朴而成，功能清热除烦、宽中除满，治热郁胸膈而兼气滞腹满之证。柯韵伯说："栀子以除烦，枳、朴以泄满，此两解心腹之妙剂也。"（《伤寒来苏集》）刘渡舟在《伤寒论讲解》中说："本方由栀子、厚朴、枳实三药组成。栀子清宣郁热以除烦；厚朴苦辛偏温，下气消胀；枳实苦而微寒，破气除满，共成清宣郁热，利气消满之剂。本方即小承气汤去大黄加栀子，亦可看作是小承气汤与栀子豉汤化裁的合方。因腹满只是气滞而非腑实，故不用大黄之泻实；因郁热已迫及脘腹，偏于向里，故不再用豆豉之宣透。"陈亦人在《伤寒论译释》中说："栀子厚朴汤以栀子清热除烦，厚朴、枳实行气泄满，邪热清，胸腹和则烦满自愈。"

（32）栀子柏皮汤由栀子、甘草、黄柏三药组成。《伤寒论》说："伤寒身黄发热，栀子柏皮汤主之。"此以栀子清热，黄柏清热利湿，甘草和中以缓栀、柏苦寒而防伤胃，为清利湿热退黄之剂，用治湿热发黄而热甚之证。刘渡舟在《伤寒论讲解》中说："本方栀子、黄柏、甘草组成。栀子苦寒，泻三焦之火而通利小便，解郁热邪气而退黄；黄柏苦寒，善清下焦湿热；甘草甘温和中，以防苦寒伤胃。三药相配，用治湿热蕴于三焦，位于表里之间，正气偏弱，阳中伏热而黄疸日久不退者，效果较好。"对于方中甘草之用，刘氏指出："有的医家，认为甘草甘温，易于生湿助热，故对于湿热黄疸，多以不用为好，恐其恋湿助邪。从临床观察，本方用甘草和中健脾，是必用之药。"陈亦人在《伤寒论译释》中说："栀子、黄柏均为苦寒清泄湿热之品，因无里实腹满所以不用大黄，甘草甘缓和中，以缓栀子、黄柏之性，且防苦寒伤胃。"

（33）调胃承气汤由大黄、甘草、芒硝三药组成。仲景用治燥热为主的阳明腑实证，方用硝、黄泻热润燥通便，加甘草以和胃且缓之。《伤寒论方解》说："大黄除能'荡涤胃肠，推陈致新'（《本经》）外，并能泄热解毒。芒硝除能润燥软坚，通利大便外，并能泄热利尿。甘草除缓和急迫外，并有解毒作用。这三味配合使用，能使肠中燥屎得以排泄，从而使热毒得以解除。本方虽是泻下剂，但与大、小承气的功能有些不同。用大、小承气的对象，其人肠内必有宿食和积热，而使用本方的对象，则一定有积热而不一定有宿食，本方的主要作用是清热和胃而已。观于大黄先煮，配以甘草'少少温服之'以及名叫'调胃'，便可知用意与一般泻下剂有所区别。前贤有用以治胃热发斑者，有用以治胃热齿痛者，有用以治消中，渴而饮食多者，有用以治热发疮疡者，可见本方虽然具有泻下作用，但其主要作用是泄热，与大小承气专于泻下宿食者究竟有轻重缓急的不同。"此释调胃承气汤之意，主要依据太阳病篇 29 条"若胃气不和，谵语者，少与调胃承气汤"。然在阳明病篇 207 条，仲景则谓"顿服之"，刘渡舟《伤寒论讲解》之 29 条讲解中说："证本有阴液不足，若在用甘草干姜汤扶阳之后，出现阳复太过，使阴液更伤，就有可能转化为胃中燥热内盛之证，此即'胃气不和'。由于胃络上通于心，心主神志，心主言，今胃家燥热已成，阳明浊热循经上扰心神，故而可见谵语。治以调胃承气汤，'少少温服之'，以和胃气。方由大黄、芒硝、炙甘草三药组成。大黄苦寒，攻积导滞，荡涤肠胃，推陈致新，泻火凉血，行血逐瘀，素有将军之称。'清酒'是冬酿接夏而成的陈米酒，有温通之功。大黄用清酒洗，一可缓其苦寒之性，二可增其通脉之效。芒硝以咸寒为主，带有辛苦，有润燥软坚，泻热导滞之效。硝黄合用，正合《内经》'热淫于内，治以咸寒，佐以辛苦'的法则。清胃热，和胃燥，泻热通便。妙在甘草一味，炙用甘温而缓，以缓硝黄峻下之力，使其作用主要在于胃，名以'调胃承气汤'，是言其既可调和胃气，又可承顺腑气。这里用本方，并不象本论阳明病篇所说煮取一升，

'温顿服之'，而是'少与''少少温服之'，其用意更在于清热和胃，而不在于承气泻下了。一方二法之用，尤当注意。胃热得清，胃燥得和，谵语自止。"刘氏在阳明病篇207条讲解中说："本条调胃承气汤的服法要求'顿服'，意在使药力集中，以清热润燥通便，与第29条本方的'少少温服之'，轻剂少量，以和胃润燥而不相同。一方两法，以发挥不同的功效，治疗不同的病证，这是仲景制方用药的独到之处。"

（34）三物白散由桔梗、巴豆、贝母三药组成，此是温下之方，仲景用治寒痰内结之寒实结胸。柯韵伯在《伤寒来苏集·伤寒附翼》中说："贝母善开心胸郁结之气，桔梗能提胸中陷下之气，然微寒之品，不足以胜结硬之阴邪，非巴豆之辛热斩关而入，何以使胸中之阴气流行也，故用二分之贝桔（当为三分），必得一分之巴豆以佐之，则清阳升而浊阴降，结硬斯可得而除矣。和以白饮之甘，取其留恋于胃，不使速下。散以散之，比汤以荡之者，尤为的当也。"陈亦人在《伤寒论译释》中说："桔梗能开提肺气，《本经》谓其主治胸痛，贝母能消郁结之痰，二味为治胸咽上焦之药，巴豆辛热有毒，主破坚积，开胸痹，且能催吐，有斩关夺门之力，为寒实结胸之主药，因为胸中水寒结实，非热药不足以开水寒，非峻药不足以破结实，三药并用，邪结于上，可以从吐而解，邪结于下，可以从泻下而解。但药性峻猛，如果身体羸弱，或属于实热证候，慎勿轻试。因三药颜色皆白，故名三物白散。以白饮和服，取其留恋于胃，不致速下。"刘渡舟在《伤寒论讲解》中说："本药以米粥和服，以谷气养胃气，又可制巴豆之毒性。本方属温下寒实之剂，进热粥可助药力，进冷粥可抑制其泻下作用，用粥也可资助胃气。因药力殊属峻猛，故身体羸弱及属于热实证者，慎勿试投。"

（35）白通汤由葱白、干姜、附子三药组成，功能回阳救逆、宣通上下之阳气，仲景用治阳虚阴盛、格阳于上之戴阳证。刘渡舟在《伤寒论讲解》中说："白通汤由葱白、干姜、附子组成。即四逆汤去甘草易葱白。干姜、附子辛热，温经散寒；葱白辛温通阳，能破阴寒之结，舒抑郁之阳。共奏温经回阳，破阴散寒之功。"陈亦人在《伤寒论译释》中说："本方即干姜附子汤加葱白而成，用葱白通被格于上之阳下交于肾，用附子启下焦之阳上承于心，干姜温中土之阳以通上下，用量很轻，意在迅速发挥通阳作用，与干姜附子汤之用小量的精神是一致的。因葱白色白能通阳气，所以方名白通。""用葱白，主要是起引导作用，即所谓宣通阳气，使姜、附辛热之性，易于建功。"

（36）三物备急丸由大黄、干姜、巴豆三药组成。此亦温下剂，治冷积急证。《医方集解》说："三药峻厉，非急莫投，故曰备急。"李飞说："方中巴豆辛热峻下，'推荡脏腑，开通闭塞'（《本草汇言》），为君药。干姜温中，助巴豆攻逐肠胃冷积，为臣药。大黄苦寒，荡涤胃肠，推陈致新，且能监制巴豆辛热之毒，为佐使药。三药合用，力猛效捷，为急下寒积之峻剂。正如《八法效方举隅》所说：'本方取干姜以益其温，大黄以益其泻，巴豆既已暴悍，干姜、大黄愈助长其势焰，便可靡阴不消，靡坚不破。'"（《中医基础系列教材·方剂学》）黄廷佐说："方用巴豆辛热峻下为君药，开通闭塞；干姜辛热为臣药，温中暖脾；大黄苦泄通降为佐使药，一以制巴豆辛热之毒，一以协巴豆之下，通结而行腑气，况有巴豆、干姜之辛热，则大黄之苦寒大减。三药为伍则有温中祛寒，开结泄浊，通便止痛之用。"（《中国医学百科全书·方剂学》）

（37）猪肤汤由猪肤、米粉、白蜜三药组成。是方有滋阴降火、润肺健脾之用，仲景用治阴虚火炎之咽痛。陈亦人在《伤寒论译释》中说："方以猪肤滋肾，白蜜润肺，白米粉补脾。脾健则阴不下泄而利止，肾阴复则虚火不上浮而肺燥除，从而咽痛胸满心烦诸证均愈。滋润平补，堪称妙剂，实开营养疗法之先河。"刘渡舟在《伤寒论讲解》中说："猪肤即猪皮，可滋肺肾之阴，清少阴浮游之火，此物虽润，但无滑肠之弊，入药时应将肥肉刮净。白蜜甘寒生津润燥以除烦。白粉熬香，即将白米粉炒香，可醒脾和胃，以补下利之虚。本方清热而不伤阴，润燥而不滞腻，对治疗阴虚而热不甚，又兼下利脾虚的虚热咽喉疼痛最为相宜。"

（38）半夏散及汤由半夏、桂枝、甘草三药组成。是方具有散寒、涤饮、开结的作用，仲景用治客寒咽痛。本方称"散及汤"者，是谓本方既可作散，亦可作汤，即"若不能服散者，以水一升，煎七沸，入散两方寸匕，更煮三沸，下火，令小冷，少少咽之。"可见所谓汤者，实为煮散。因半夏有刺激作用，故服散时当用"白饮"和服，旨在减少半夏对咽部及食管的刺激和损伤。陈亦人在《伤寒论译释》中说："本方以半夏涤痰开结，桂枝通阳散寒，甘草补中缓急，药仅三味，配伍严谨，治客寒咽痛，非此莫属。"刘渡舟在《伤寒论讲解》中说："半夏散及汤由半夏、桂枝、甘草组成。半夏、桂枝辛温，散寒涤痰。甘草甘以和中缓急止痛，白饮和服，取其保胃存津，以防半夏、桂枝辛燥伤阴，因半夏有刺激作用，不能服散者，可改为汤剂。"

（39）苦酒汤由半夏、鸡子白、苦酒三药组成。本方有涤痰消肿、敛疮止痛之用，仲景用治痰热内蕴之咽痛。刘渡舟在《伤寒论讲解》中说："苦酒汤由半夏、鸡子、苦酒三药组成。半夏涤痰散结，开喉痹。鸡子白甘寒利血脉，止疼痛，润咽喉以开声门。苦酒即米醋，味苦酸，能制火毒，消疮肿，敛疮面，活血行瘀止痛，共成涤痰消肿、敛疮止痛之剂。"陈亦人在《伤寒论译释》中说："方以苦酒（即酸醋）敛疮消肿，以半夏祛痰散结，以鸡子清润燥利咽。半夏得鸡子清，有利窍通声之功，无燥津涸液之虑；半夏得苦酒，能加强劫涩敛疮的作用。病在局部，故给药方法以频频含咽为佳。"《伤寒论方解》说："苦酒即是米醋，《别录》说它'消痈肿'。《日华本草》说鸡卵'开喉声失音'，时珍说鸡卵白'清热，治伏热目赤咽痛诸疾'，《金鉴》说'蛋清敛疮'。《本经》说半夏主'咽喉肿痛'。审此，可见本方对咽喉肿痛生疮，声音嘶嘎者，有消肿、敛疮、清音等功用。"

（40）瓜蒂散由瓜蒂、赤小豆、豆豉三药组成。此为涌吐剂，仲景用治膈上痰食阻滞。刘渡舟在《伤寒论讲解》中说："瓜蒂散由瓜蒂、赤小豆组成，二味等量，制作散剂，并用香豉煮汤冲服。瓜蒂味极苦，性升而催吐力量强，为催吐要药。赤小豆味苦酸，功能利水消肿，两药配合，有酸苦涌泄之功。香豉轻清宣泄，以其煮汤合散，有助催吐之力。本方涌吐力强，适合痰涎壅实胸中之证。涌吐之后，上焦得通，三焦随之而畅，故取效甚捷。"陈亦人在《伤寒论译释》中说："本方瓜蒂极苦，性升催吐，赤小豆味酸性泄，兼能利水消肿，两药合用，有酸苦涌泄之功，再加香豉的轻清宣泄，更能加强催吐的功效。如服后不吐，可少少加之，得快吐乃止。诸亡血虚家，不可使用。"李飞说："方中瓜蒂味苦，善吐痰涎宿食，用为君药。但以其有毒，催吐力峻，易伤胃气，故配以赤小豆、淡豆豉等谷类之品，取谷气以护胃气，使催吐而不伤正。其中淡豆豉轻清宣泄，兼能宣解胸中邪气以除懊憹；赤小豆味酸，合君药有酸苦涌泄之意，二药共为佐使。三药合用，共奏涌吐痰涎宿食，宣泄胸中邪气之功。"(《中医基础系列教材·方剂学》)

二、以"药对"名方

以"药对"名方除部分属于"药对方"外，还有一些属于该方的主要药物，或称之为该方的核心，是该方主要功能的代表，如旋覆代赭汤中旋覆花和赭石即是组成该方的主要成分，也反映了其降逆除痞的功能所在。这一类的组方药对有：

1. 桂枝附子汤中的桂枝与附子。"伤寒八九日，风湿相搏，身体疼烦，不能自转侧，不呕不渴，脉浮虚而涩者，桂枝附子汤主之……"证属表阳虚而风湿相搏，用桂枝附子汤以温经助阳祛风胜湿。用桂枝温经通表，散风寒而通经络；用附子温经助阳而祛风湿"附子温经回阳，并有镇痛作用"。桂、附同用，是为表阳虚而风湿犯表者设。成无己说："风在表者，散以桂枝、甘草之辛甘。湿在经者，逐以附子之辛热。"《金匮要略学习参考资料》说："……治疗方法，宜温经助阳，祛风化湿，用桂枝附子汤。方中重用桂枝祛风，配以附子温经助阳，是为表阳虚风湿胜者而设。"《药对论》说："桂枝……味辛气温，具走经络、通血脉、散寒邪之功；附子辛温大热，能散阴寒、通关节、搜风除湿。二药相使配对，可增强温通经脉、散寒止痛作用，用于治疗寒湿痹痛不能转侧、骨节烦疼挚痛、关节不能屈伸等证。本药对也常作温经通脉的基础药对。"

桂枝、附子同用，还见于桂枝去芍药加附子汤，论中谓："太阳病，下之后，脉促胸满者，桂枝去芍药汤主之。""若微寒者，桂枝去芍药加附子汤主之。"证属胸阳不足，用桂枝去芍药加附子汤旨在"温通心阳，振奋胸阳，畅达气机，助阳祛邪"，此桂、附用量较桂枝附子汤为轻，其用主要是温经回阳，而非温经散寒除湿止痛。《伤寒论方解》说："本方药味与桂枝去芍加附子汤全同，但桂枝多一两，附子多两枚。加桂、附是因冲逆、恶寒、身体烦疼、四肢挛痛诸症较重的关系……附子如只用一枚或一两的小剂量，那只是为回阳而设。如用到二枚或三枚之多，那便是取其温经止痛了。"陈亦人在《伤寒论译释》桂枝附子汤方解的按语中说："本方与桂枝去芍药加附子汤的药味全同，仅桂枝增加一两为四两，附子增加两倍为三枚，作用却有很大不同，彼方但主温通心阳，治心阳虚的胸满恶寒脉微；本方不但温阳，而且镇痛，治风寒湿合邪而致的痹痛。"

在仲景著作中，桂、附相配的方剂可分三类：一是温振阳气，如桂枝加附子汤之治漏汗不止，桂枝祛风，伍以附子温经助阳，是为表阳虚，温卫固表，卫阳复，汗自止，阴亦复。二是温通经络，散寒止痛，如桂枝附子汤、甘草附子汤与桂枝芍药知母汤，治风寒湿痹。三是温补肾阳，如肾气丸之治虚劳腰痛，少腹拘急，小便不利。此外，乌梅丸与桂枝去芍药加麻黄细辛附子汤中亦有桂、附，但不占主要地位。

2. 茯苓甘草汤的茯苓与甘草。茯苓气味甘平，能补能泻，健脾、淡渗利湿及安神是其主要功能，炙甘草甘温和中，此与茯苓相伍，重在健脾利水，是以方中另伍以桂枝、生姜，共成温胃散水之功，治胃阳虚而水气内停者。王晋三说："甘草佐茯苓，渗里缓中并用，是留津液以安营。"

3. 桂枝麻黄各半汤的桂枝与麻黄。桂枝与麻黄的配伍实出于麻黄汤，此之"桂枝麻黄各半汤"实是指桂枝汤与麻黄汤的合方，是以讨论桂枝伍麻黄（或麻黄伍桂枝）应从麻黄汤开始。麻黄汤为发汗峻剂，主治恶寒无汗之风寒表实证。麻黄解表发汗，利水平喘；桂枝解肌发表，温通经脉。麻黄与桂枝相伍，辛温相须，桂枝助麻黄解表发汗之功，故发汗力尤强，故麻黄和桂枝是发汗解表的最佳药对，风寒表实，毛窍闭塞，肺气不宣，肌表之营卫皆郁，该方首取辛温发散，归经入肺的麻黄以发汗散寒，宣肺达卫，复用辛甘而温，归经心肝的桂枝以温经散寒，透达营阴。麻黄与桂枝组对而用，使卫气外发，营阴通透，则汗液易出而有峻汗之效。《伤寒论方解》说："麻、桂同用的方剂是为伤寒表实设，绝对不得用于表虚证。""麻黄虽有发汗作用，假使单独使用而不配以桂枝，其发汗作用便不过大，其禁忌便可放宽，不一定限于脉紧无汗症……麻、桂同用，发汗作用虽然很大，但是如再配以芍药，其发汗作用也就受到限制，其禁忌也就比较不配芍药的要宽一些。"《实用中医学》认为："麻黄量大于桂枝，则发汗力大，反之可能不出汗。"《医著选读》说："麻黄汤中麻黄和桂枝的用量是有一定比例的，麻黄：桂枝是 3：2，这一药量比例的更动，对于发汗的作用是有影响的。"黄廷佐说："方中麻黄辛温，发散风寒，宣肺平喘为君药；桂枝辛温解肌为臣，配麻黄相须为用，发汗解表，辛散风寒，诚如柯韵伯说：'麻黄……为卫分驱风散寒第一品药，然必藉桂枝入心通血脉，出营中汗，而卫分之邪乃得尽去而不留。'"(《中国医学百科全书·方剂学》)柯雪帆说："麻黄具有发汗解表、宣肺平喘与通调水道的功能。麻黄桂枝相配有协同作用，能加强麻黄的上述三种功能。单用麻黄发汗作用并不显著，麻桂同用才有明显的发汗作用。"[张仲景药对选要，中国医药学报，1994；9（2）：42]《中药研究文献摘要》谓："桂枝在麻黄汤中的功用是协助麻黄发汗，而不是监制麻黄发汗。""麻黄发汗程度决定于它的配伍药物，若不配桂枝，则不是峻汗剂。"《药对论》说："麻黄、桂枝均辛温之品，同入太阳经，二药相伍用之，乃仲景于《伤寒论》中首创。麻黄善走卫分，能开腠理，为发汗散寒之解表要药，其发汗之力冠辛温解表药之首。桂枝能温经通阳、透达营卫、解肌发表，但发汗力弱。二药同用，可共以温散寒，以辛泄闭，麻黄得桂枝之助，发汗之力尤强；桂枝又能引营分之邪外出肌表而解，相须之中又有相使之用，成为发汗解表之峻剂。"焦树德说："桂枝性味辛温，有散寒解表的作用。常配伍麻黄治疗无汗的风寒感冒，有助麻黄发汗解表的作用。"(《用药心得十讲》)

然而，这里的桂枝麻黄各半汤，桂枝是指桂枝汤，麻黄是指麻黄汤，因风寒之邪郁表，且时日较久，证属微邪郁表，即风寒郁表之轻证，治当发汗，但又不可用麻黄汤峻汗，桂枝汤又不胜任，是时仲景灵活变通，取桂枝汤与麻黄汤合方，并小其剂，各取三分之一量，取小发其汗以解表。陈亦人说："从望诊见到面有热色，结合问诊了解的无汗身痒，因知这是微邪郁表，未能外解，仍当治以解表方法。但邪势已轻，非麻黄汤所宜，肌腠闭塞，又非桂枝汤所能胜任，因此两方合用，并减少剂量，以助正达邪，小发其汗。"（《伤寒论译释》）刘渡舟说："中风表虚用桂枝，伤寒表实用麻黄，这是一定之法。中风表虚禁麻黄，伤寒表实禁桂枝，这是常规禁忌。但法有定法，病无定证，临证若见小邪佛郁，单用桂枝非宜，病证日久，单用麻黄又恐伤正，则灵活变通，合二方于一，创小汗法，立小汗方，在发汗于解肌之间又立一门户，实是随证治之典范，颇能启迪后学。"（《伤寒论讲解》）可见桂枝麻黄各半汤之麻、桂相伍，但因其剂量较轻，且有芍药与之相伍，全方属微汗之剂，治微邪郁表表闭之轻证。

麻黄辛温发汗有人谓能去营中之寒邪，桂枝辛温解肌，能去卫中之风邪，按桂枝为血中之气药，故能引营分之寒邪外出，两者相互为使，增强祛寒发汗作用。另麻黄通经散寒，桂枝引阳活血，故可用于痹痛。

综上可知，麻黄具有发汗解表、宣肺平喘与通调水道的功能。麻黄、桂枝相伍有协同作用。麻黄与桂枝相伍主要有：发汗解表，麻黄用量大多超过桂枝，如麻黄汤；宣肺利水化饮，如大青龙汤和小青龙汤；用于溢饮和支饮，桂枝去芍药加麻黄细辛附子汤虽列于水气病篇，其作用亦为温化中焦水饮；温通经络，有桂枝芍药知母汤用于治疗历节病。至于麻黄升麻汤中虽有微量桂枝，其主要方义不在于麻桂配伍，是方旨在发越郁阳。

4. 麻黄升麻汤中的麻黄与升麻。麻黄、升麻为麻黄升麻汤之君药，旨在发越郁阳。麻黄辛温发汗解表，升麻主升主散，最能升发阳气，二者相伍，有协同作用，有发越郁阳之用。刘渡舟说："本方用麻黄、升麻发越阳郁之邪，升麻兼能升举下陷之阳气……故本方具有宣发阳郁，滋阴和阳，温养下焦之功效。在寒热杂治之中偏重于宣发升散，故以麻黄、升麻而为名。"

5. 柴胡桂枝汤中的柴胡与桂枝。"伤寒六七日，发热微恶寒，支节烦疼，微呕，心下支结，外证未去者，柴胡桂枝汤主之。"柴胡桂枝汤为小柴胡汤与桂枝汤之合方，柴胡为小柴胡汤之主药，柴胡苦辛微寒，功能和解退热，疏肝解郁，升举阳气，清轻善升，透邪泄热作用较著，为透泄少阳之要药；桂枝为桂枝汤之主药，辛甘性温，发汗解表，温经通阳，性散主行，能开腠理、祛风寒，为治太阳之主药。二药相伍，具有太、少二阳并治，解表退热之功，有利于温阳散结化饮。《药对论》说："柴胡、桂枝虽同属解表药，然有辛凉、辛温之异。柴胡清轻善升，透表泄热作用较著，用于外邪伏于半表半里者，能引邪达表而解，有人称其为透泄少阳之要药。桂枝性散主行，能开腠理、祛风寒，为太阳中风之主药。二药相伍，桂枝能通阳散寒，解表发汗；柴胡透发少阳、引热达表，具有太少二阳并治，解表退热之功。"《中华本草》说："伤寒太阳少阳合病，（桂枝）可与柴胡、黄芩同用，以解肌发表，和解少阳，如《伤寒论》柴胡桂枝汤。"

6. 栀子厚朴汤中的栀子与厚朴。栀子苦寒，清宣郁热以除烦，厚朴苦辛偏温，下气除满，二药同用，有清宣郁热，行气除满之用。《品汇精要》说：栀子"合厚朴、枳实，治伤寒下后腹满虚烦"。《本草药性大全》说：栀子"加厚朴、枳实，除腹满而烦"。刘渡舟说："栀子清宣郁热而除烦；厚朴苦辛偏温，下气消胀；枳实苦而微寒，破气除满，共成清宣郁热，利气消满之剂。"

7. 栀子柏皮汤中的栀子与黄柏。栀子苦寒，能清泻三焦火热，祛湿解毒；黄柏苦寒，能清热燥湿。二药相伍，苦寒清热泄湿，用于湿热郁蒸之发黄而属于热重于湿者。《得配本草》说：栀子"得柏皮，治身热发黄"。《伤寒论方解》说："本方以栀子、黄柏为主药，这两味药都是苦寒泄热药，对湿热发黄、心烦、出血、热疮、小便不利、目赤痛都有疗效。"《中华本草》说："用于湿热蕴结肝胆所致的黄疸，栀子能清利湿热，常配茵陈、大黄或黄柏等，如《伤寒论》茵陈蒿汤、栀子柏皮汤。"《药对论》说："栀子与黄柏合用，首见于《伤寒论》栀子柏皮汤。二药均为苦寒，栀子解郁而性终下行，尤长于清肝经之火热，利肝胆之湿邪；黄柏能泻己土之温热，清乙木之郁蒸。二药相须配对，能增强清热化湿之功，可提高退黄疗效。"

8. 黄连阿胶汤中的黄连与阿胶。此治少阴病热盛阴虚之证。《医著选读》说："方中重用黄连以泻心火，重用阿胶以育真阴，以达到交通心肾的目的。"然黄连阿胶汤之用实是重在清热，是以吴鞠通在《温病条辨》中指出是证为"阴既虚而实邪正盛"。同时还指出："邪少虚多者不得用黄连阿胶汤。"是知本方为清热滋阴之剂。《药对论》说："阿胶与黄连相配，具有清热安神与滋阴止痢两方面的功效，属清补合用之剂。阿胶滋肾水，补心血，黄连泻心火、除烦热，肾水得养则能上济心火，心火得降则能使心神自宁。水火既济，心肾交合，故对热郁伤阴，阴虚火旺所致的心烦不眠较常选用，古人称之为'补北泻南'法。《伤寒论》黄连阿胶汤即以此药对为主，益以黄芩、白芍及鸡子黄，治少阴病，得之二三日，心中烦，不得卧者。"其安眠之用可见于黄连阿胶汤，而其止痢之用则见于白头翁加甘草阿胶汤。

《药对论》还说："阿胶还具有养血止血之功，并能疏导肠中热毒。《本草纲目》云：'又痢疾多因伤暑伏热而成，阿胶乃大肠之要药，有热毒留滞者，则能疏导，无热毒留滞者，则能平安。'黄连性最寒，清解肠中热毒，味最苦又能坚阴，二者合用，可治疗肠中热毒结、损伤血络而致赤痢脓血证。对于营弱血虚，妇人胎前产后罹患赤痢者，更为适宜。"此说可见于白头翁加甘草阿胶汤。

9. 桂枝人参汤中桂枝与人参。此方实是理中汤中加桂枝而成，理中汤温中祛寒，桂枝解表。《药对论》说："《本草汇言》云：'人参，补气生血，助精养神之药也，故真气衰弱、短促气虚，以此补之，如荣卫空虚，用之可治也。'桂枝辛甘而温，既可走表散寒祛风，又能走里而温经通阳。桂枝得人参，大气周流，气血足而百骸理；人参得桂枝，通行内外，补营阴而益卫阳。《伤寒论》桂枝人参汤中选用此药对，治'太阳病外证未除，而数下之，遂协热而利，利下不止，心下痞硬，表里不解者'，则为汗补两法；而炙甘草汤选用此药对，治'伤寒，脉结代，心动悸'，则又为单补独温之施。"

《中医药学高级丛书·伤寒论》说："本方主治，当以脾虚寒湿为主，兼以解表，仲景制方，煎煮有法，如李培生《柯氏伤寒附翼笺正》所曰：'当先煎理中，使温中之力厚；后下桂枝，则解肌之力锐。先后轻重次第有法。'温里解表，轻重有别，各司其职，临证当予重视。若用以温扶心脾阳气，则如桂枝甘草汤法，同时煎煮，不必后下，取味厚而入心助阳。"此桂枝与人参相伍的另一番景地。

10. 甘草附子汤中的甘草与附子。附子大辛大热，温阳散寒，重用更能除湿镇痛，其伍以甘草，并以甘草命名者，旨在缓附子之性，即王晋三所说："独以甘草冠其名者，病深关节，义在缓而行之。若驱之太急，风去而湿仍留，反遗后患矣。"刘渡舟亦说："本方以甘草命名，取其甘温而补心脾之虚，更能将术、附以行水湿，配桂枝以通心阳，峻药缓行，以驱尽风寒湿之邪气。"可见，甘草与附子同用，一则助附子以除湿，一则使其缓行，更有利于祛邪。

11. 旋覆代赭汤中的旋覆花与代赭石。旋覆花辛而润者，下气消痰；代赭石得土气之甘而沉者，使之敛浮镇逆，重镇降逆。二药相伍为用，降逆止呕。《施今墨对药》说："旋覆花消痰平喘，降逆止呕，宣肺利水；代赭石平肝泻热，镇逆降气，凉血止血。旋覆花以宣为主，代赭石以降为要。二药伍用，一宣一降，宣降合法，共奏镇逆降压、镇静止痛、下气平喘、化痰消痞之功。""旋覆花降气止噫祛痰，代赭石镇逆坠痰止呕，两药配伍，善治胃失和降所致之嗳气、呃逆、呕吐等症。"《伤寒论方解》说："旋覆花能'除水下气'（《本经》），善治'唾如胶漆，胸胁痰水'（《别录》）。代赭石'养胃气'（《别录》），'止反胃'（《大明》）。两药同用，对胃气上逆，大便秘而嗳气多者，有疗效。"《得宜本草》说：旋覆花"得代赭石、半夏治噫气"。陈士铎在《本草新编》中说："旋覆花固不可独用也，得代赭石则能收旋转之功。凡逆气而不能旋转者，必须用之下喉而气则转矣。"《中华本草》说："用于呕吐、噫气……若中气虚弱，痰浊内阻，心下痞硬，噫气不除者，常与代赭石、人参、半夏同用，以降逆化痰，益气和胃。如《伤寒论》旋覆代赭汤。"这里必须注意的是，覆花与代赭石同用，代赭石的剂量一般不小于旋覆花，但仲景旋覆代赭汤中代赭石的剂量则小于旋覆花，对此中缘由，刘渡舟在《伤寒论讲解》中说："因病变主要在于脾胃，故重用生姜之辛散，以健胃化饮消痞，用少量代赭石降逆镇肝，作用在于中焦，而不大量使用，以免直达下焦。"

12. 牡蛎泽泻散中的牡蛎与泽泻。牡蛎软坚行水，泽泻淡渗利水。钱天来说："牡蛎咸而走肾，得柴胡方能去胁下硬，同渗利则下走水道。泽泻利水入肾，泻膀胱之火，为渗湿之要药。"是以二药合用，以增强利水消肿之功。

13. 竹叶石膏汤中竹叶与石膏。石膏辛甘大寒，主清气分之热，竹叶甘淡寒，清心而除烦。二药相使配对，辛寒与甘寒合用，清热之力较石膏、知母相伍为弱，然除烦之力较佳。《伤寒论方解》说："本方用竹叶、石膏清热除烦。"本方宜用于热病后期余热未尽而见热势不甚、心烦不眠、舌干少苔等证的治疗。

14. 白术附子汤中的白术、附子。白术附子汤治风湿相搏身体疼痛之证，《伤寒论》称之为"去桂加白术汤"即桂枝附子汤去桂枝加白术而成。附子辛热，温经通阳，不仅能回阳救逆，且可温肾暖脾、散寒除湿。白术苦温燥湿，甘温益脾。脾司运化，喜燥而恶湿，得阳始运。二药合用，相使配对，用附子暖其水脏、益火之源，补火生土，用白术温脾燥湿、运其土脏，温阳散寒力增强，通阳散寒，除湿止痛。由于其散寒、祛湿、止痛作用明显，故风寒湿邪侵袭经络、关节，肢体关节疼痛之痹证，较为常用。《伤寒论主解》说："附子是温经回阳药，并有镇痛作用……对风寒湿的骨节疼痛，恶寒而脉沉者，仲景多用大量炮附子配以白术之类，如附子汤、白术附子汤、甘草附子汤、桂芍知母汤之类。"

另术、附相伍，有脾肾兼治作用。故凡肾阳不足、脾阳亦虚，或脾虚寒盛、水湿内停之证，均可选用，如真武汤、附子汤等。

15. 防己黄芪汤中的防己、黄芪。本方用治风水、风湿证属表虚之方，益气固表与祛风行水并用，方中重用黄芪补气固表，行水消肿，扶正以祛邪，防己祛风利水，二药合用利水消肿之力更强，且利水而不伤正。《金匮要略方义》说："方中用黄芪补气固表为君药，以防己祛风行水为臣药，二药相伍，对于表虚而外受风湿者，可收固表不留邪，祛风不伤正之效。"何国良说："方中重用黄芪补气固表，扶正祛邪为君药，臣以防己祛风利水，与君药相配，利

水消肿之力更强，且利水而不伤正。"（《中国医学百科全书·方剂学》）

16. 防己地黄汤中的防己、生地黄。其治"如狂，妄行，独语不休"，似为邪入血分者，《伤寒论》有"其人如狂，血证谛也"。许叔微谓"血在上则善忘，血在下则发狂"。仲景列入《中风历节》篇讨论，似为风邪入于血，故重用生地黄清热凉血祛瘀，防己祛风和络，标本兼顾。徐灵胎在《兰台轨范》中说："此方他药轻而生地独重，乃治血中之风也。"《实用经方集成》谓"防己地黄汤证属血虚生热，热扰心神"，认为本方有养血清热，祛风和络之功效。

17. 桂枝芍药知母汤中的桂枝、芍药、知母。《金匮要略》说："诸肢节疼痛，身体尪羸，脚肿如脱，头眩短气，温温欲吐，桂枝芍药知母汤。"论述历节病风湿偏胜的治法。方中用桂枝外散风寒，芍药和营，缓急止痛，桂、芍相伍，即桂枝汤之法；知母清热和营，入温燥药中，庶可引药直达湿邪之所，祛湿而不伤阴，散寒而不助热，且芍药与知母相伍，和营于里。诸药同用，祛风湿，温经脉，止疼痛。

18. 黄芪桂枝五物汤中的黄芪、桂枝。此治血痹之方，功在温阳行痹。《金匮要略方义》说："方中以黄芪为君，补在表之卫气；臣以桂枝温阳通经。桂枝伍黄芪，则温阳益气，鼓舞卫气，以温分肉，充肌肤，肥腠理，司开合；黄芪得桂枝则固表气而不留邪。"

19. 射干麻黄汤中的射干、麻黄。《金匮要略》说："咳而上气，喉中如水鸡声，射干麻黄汤主之。"是证乃风寒外袭，水饮内发，内外合邪，闭塞肺气，以致咳嗽喘急之证。治当祛寒解表，下气化痰，温肺止咳。麻黄宣肺而散寒邪，射干开结降痰而利咽喉。二药合用，宣肺散寒，开痰散结，止咳平喘。《施今墨对药》说："射干苦寒，清热解毒，降肺气，消痰涎，利咽喉；麻黄辛温发散，宣肺平喘，利水消肿。射干以降气为主，麻黄以宣肺为要。二药相伍，一宣一降，宣降合法，消痰下气平喘甚妙。"据现代药理研究，麻黄有缓解支气管平滑肌痉挛之功，射干有清除上呼吸道炎性渗出物之力。二药合用，宣肺、祛痰、平喘甚妙，善治咳嗽痰喘诸症。

20. 厚朴麻黄汤中的厚朴、麻黄。黄竹斋说："案此方即小青龙汤之变方，治表邪不除而水寒射肺，乃表里寒水两解之剂。《内经》咳论云，此皆聚于胃，关于肺。盖土能制水，地道不通则水不行，故君厚朴以疏敦阜之土，俾脾土健运而水自下泄，麻黄开皮毛之结以散表寒。"（《金匮要略集注》）厚朴苦辛温，功能下气除满，燥湿消胀；麻黄辛温，解表祛寒，宣肺平喘。二药相伍，一宣一降，宣肺化饮，止咳平喘。

21. 橘皮竹茹汤中的橘皮、竹茹。橘皮即陈皮，辛香走窜，理气健脾，燥湿化痰；竹茹清热止呕，下气消痰。二药合用，一寒一热，理气化痰，降逆止呕。

22. 大黄附子汤中的大黄、附子。"胁下偏痛，发热，其脉弦紧，此寒也，以温药下之，宜大黄附子汤。"此温下法以治寒结之证。附子大辛大热，取其温里助阳，而祛寒邪；大黄泻下通便，而开秘结。大黄虽是苦寒之品，但与大量附子配伍，则'寒性散而走泄之性存'，二药合用，组成温下之剂，此乃仲景开温下法之先河。《施今墨对药》说："大黄气味独重，苦寒沉降，走而不守，有斩关夺门之力，故号称将军，功专荡涤泻下，推陈出新，导实热积滞从大肠而解；附子大辛大热，守而不走，温肾壮阳，大补真火，温脾阳以散寒凝、止疼痛。二药伍用，一辛一苦，一寒一热，一阴一阳，一守一走，一升一降，相互制约，相互为用，使热而不甚，寒而不烈，通腑气，荡积滞，减肥排毒之力益彰。"杨新年等说："大黄与附子同用，大黄苦寒以泻下攻积，附子辛热以胜寒回阳。其中大黄之用，是去其性而取其用，寒积里实得消，则诸痛可止。"对于脏腑间沉寒痼冷，挟有积滞而成寒积里实者，下之则阳气易再度受损，温之则积滞难去。对此，仲景创大黄附子汤，以大黄和附子相配，取制性存用之法，开温下法之先河。

附子泻心汤中亦有大黄与附子伍用，大黄苦寒泻热以消痞，附子大辛大热以扶阳固表，一寒一热，清热泄痞与扶阳固表，并行不悖，各建其功，诚如尤在泾所说："……则寒热异其性，生熟异其气，药虽同行，而功则各奏，乃先圣之妙用。"

现代临床常用此药对治疗慢性肾炎尿毒症属肾阳虚衰，阳衰微无以温阳化气利水排毒，湿毒滞留或泛滥者，用之可缓解病情，谓

"附子温心阳通血脉，温脾阳助健运，温肾阳益火，温经散寒止痛；大黄荡涤胃肠积滞而泻浊，祛血分实热瘀毒。两药并用，补泻兼施，推陈出新，共奏温阳活血，泻浊解毒之功"。

23. 瓜蒌薤白半夏汤中的瓜蒌、薤白、半夏。此治胸痹而痰涎壅塞胸中之方，是由瓜蒌薤白白酒汤中加半夏组成，瓜蒌开胸中痰结，薤白辛温通阳，豁痰下气，加半夏以逐饮降逆。三药合用，通阳散结，豁痰下气，逐饮降逆。《金匮要略方义》说："半夏善能燥湿化痰，降逆散结，伍以瓜蒌、薤白，则豁痰散结，理气宽胸之功尤佳。故其所治之胸痹乃属痰浊壅盛，病情较重者，非但喘息咳唾，胸背痛，短气，更至喘息咳唾而不得卧，心痛彻背。此皆由痰气壅盛，痹阻之甚为患也。施以本方，则药病相当。"

24. 乌头赤石脂丸中的乌头、赤石脂。此亦治胸痹之方，但与瓜蒌薤白半夏汤证不同，"瓜蒌薤白半夏汤证是胸阳不振，痰涎壅滞，病位在于胸膺部分，故治以通阳散结；乌头赤石脂丸证是阴寒痼结，病位在于心下（胃），故用本方峻逐阴邪。"（《金匮要略讲义》）乌头辛热，温中焦而助阳气，散寒邪而破阴结，有很好的止痛作用，然其性走而不守；赤石脂厚肠胃，温里固涩，守而不走，不独助乌头等温热之性，且可使其涡旋于中，二药相伍，急中有缓，走中有守。

25. 半夏厚朴汤中的半夏、厚朴。"妇人咽中如有炙脔，半夏厚朴汤"，是证现称之为"梅核气"。良由七情郁结，痰凝气滞所致，方中半夏化痰散结，下气降逆，则又速降；厚朴苦辛温，苦能下气以泄满；温能益气以除湿，即能行气降逆，燥湿除满。两药相伍，厚朴行气可协助半夏化痰，半夏降逆亦可助厚朴行气，共同完成行气开郁，降逆化痰之用，即所谓"降气化痰开结"，使痰气郁结于胸腹之证得以解除。《药对论》说："半夏与厚朴均有燥湿化痰、降逆消痞之功。半夏长于燥湿健脾、化痰散结、下气止呕。厚朴长于燥湿平胃、导滞除胀、下气平喘。二药同用，相使配对，一偏治痰湿，一偏治气滞，具有燥湿化痰、行气开结之功，为痰气郁结之证所宜。"此用见于《金匮要略》半夏厚朴汤。

厚朴生姜半夏甘草人参汤亦有半夏与厚朴相伍，其意亦同。

26. 滑石代赭汤中滑石、赭石。百合病本不应用下法，误下则使部分阴液从大便排出，故小便反而减少，同时苦寒之品伤其胃气，则易致胃气上逆，用滑石代赭汤以百合润肺而养阴，滑石清热而利小便，赭石重镇而降逆气。是知滑石、赭石相伍旨在清热利尿，和胃降逆。陈灵石在《金匮方歌括》中说："以赭石镇离火而不使其上腾，以滑石导热气而能通水府，则所陷之邪从小便而出，自无灼阴之患矣。"是知滑石与赭石相伍可导热下行，和胃降逆。

27. 升麻鳖甲汤中的升麻、鳖甲。《金匮要略》中以本方治阳毒，具有清热、解毒、散瘀之用。方中升麻清热解毒，鳖甲滋阴清热，二药相伍，清热滋阴解毒。赵以德说："尝以升麻、鳖甲之药考之，《本草》谓升麻能解时气毒厉，诸毒攻咽喉痛，与热毒成脓，开壅闭，疗发斑……鳖甲去恶血。"（《金匮玉函经二注》）

28. 大黄䗪虫丸中大黄、䗪虫。此配伍更见于《金匮要略》下瘀血汤。大黄苦寒，有泻血分实热，下肠胃积滞，推陈致新的作用；䗪虫咸寒，功能破血消癥。二药相伍，可破瘀消癥，推陈致新。《施今墨对药》说："大黄苦寒，气味俱厚，破积导滞，泻火凉血，行瘀通经；䗪虫咸寒，破血逐瘀，通络理伤。䗪虫入肝经，走血分而化瘀血。大黄入血分而逐瘀血。二药伍用，相互促进，破血逐瘀，通经止痛，消癥散结之力增强。"

29. 附子粳米汤中附子、粳米。附子辛热，温脾肾而逐寒邪，为温补脾肾之要药；粳米甘温既补脾气而令土厚，且可缓附子之性，更能发挥逐寒温脾之用。二药相伍，温补脾肾而不燥烈。

中药十八反中有半夏与乌头相反，而附子附于乌头，故现代临床上也将附子与半夏视为相反，而本方仲景则附子与半夏同用，有谓"方中附子为君药，助阳以驱寒；半夏为臣药，降逆止呕"。由此可见"附子与半夏相反"是值得商榷的。

30. 乌头桂枝汤中乌头、桂枝。此治表里俱寒之寒疝方，方由乌头加蜜煎汁，"加桂枝汤五合以解之"而成，程云来说："乌头煎，热药也，能散腹中寒痛。桂枝汤，表药也，能解外证身疼痛。二方相合，则能达脏腑而利营卫，和气血而播阴阳。其药行于肌肉之间，恍如醉状，如此则外之寒凝以行，得吐则内之冷结将去，故为中病。"(《金匮要略直解》）是知用乌头煎驱寒止痛，用桂枝汤调和营卫以散表寒，是表里兼治。

31. 甘遂半夏汤中甘遂、半夏。"病者脉伏，其人欲自利，利反快，虽利，心下续坚满，此为留饮欲去故也，甘遂半夏汤主之。"此为仲景治痰饮（留饮）见下利而因势利导之方，水饮留而不去者，谓之"留饮"。方中以甘遂，攻逐水饮，使水饮从大便而下；半夏辛燥，辛以散结，燥以化饮为佐，散结除痰，而俱兼燥土益阳之治。二药相伍，逐饮破结，通阳和胃。此为攻破利导之剂，下而去之，以绝病根。

本方配伍中尚有甘草，与甘遂相反，取其相反相成，俾激发留饮得以尽去。《金匮要略讲义》谓："本方的煎煮法，当从《千金》记载，即甘遂与半夏同煮，芍药与甘草同煮，最后将二汁加蜜合煮，顿服，较为安全。《类聚方广义》强调此方用蜜，亦有深意。"

32. 厚朴大黄汤中厚朴、大黄。"支饮胸满者，厚朴大黄汤主之。""胸满"，《医宗金鉴》作"腹满"。支饮兼见腹满，以药测证，当有腹部胀痛而大便不通，是肠有积滞。故治厚朴大黄汤疏导肠胃，荡涤实邪。方中厚朴辛温，功能下气除满，燥湿消胀；大黄苦寒，能下肠胃积滞而推陈致新。二药伍用，行气燥湿，化痰降逆，除满通便。此种配对使用还见于大承气汤、小承气汤、麻子仁丸、厚朴三物汤等。

33. 瓜蒌瞿麦丸中瓜蒌根、瞿麦。"小便不利，有水气，其人苦渴，瓜蒌瞿麦丸主之。"此为小便不利、下寒上燥的证治，治当化气、利水、润燥三者兼顾。瓜蒌根亦名天花粉，功能清热生津润燥，以止其渴；瞿麦渗泄利水，以利小便。二者伍用渗湿利水，润燥止渴。

34. 滑石白鱼散中滑石、白鱼。《名医别录》"滑石白鱼散能'疗淋'。"《神农本草经》："衣鱼一名白鱼，主妇人疝瘕，小便不利。"《开宝本草》谓白鱼"开胃下食"，《食疗本草》白鱼"助脾气，能消食"。曹颖甫说："滑石白鱼散为水与血并结膀胱之方治也……渗之以滑石……白鱼……善于攻瘀而行血者，盖瘀与热俱去而小便自通矣。"(《曹氏伤寒金匮发微合刊》)滑石淡渗清热，白鱼味甘，开胃下气，行水道而通淋涩。二药合用，清热通淋而利小便。

35. 茯苓戎盐汤中茯苓、戎盐。曹颖甫说："茯苓戎盐汤为膏淋、血淋阻塞水道通治之方也，茯苓、白术以补中而抑水，戎盐以平血热，泄瘀浊，而小便乃无所窒碍矣，此又小便不利，兼有淋证之治也。"（《曹氏伤寒金匮发微合刊》）茯苓渗湿，戎盐入肾，除阴火兼清湿热，亦能走血，合用之亦是清热利水通淋。

36. 防己茯苓汤中防己、茯苓。"皮水为病，四肢肿，水气在皮肤中，四肢聂聂动者，防己茯苓汤主之。"此治水气病皮水之方，茯苓渗湿利水，防己祛风行水，既助茯苓利水，更有使水从外解之效。诚如尤在泾在《金匮要略心典》中说："防己、茯苓善驱水气。"

37. 麻黄附子汤中麻黄、附子。"水之为病，其脉沉小，属少阴……脉沉者宜麻黄附子汤。"阳虚而患风水，治当发汗行水，温经助阳。若只发汗而不助阳，则阳虚不能鼓邪外出，或一旦发汗，则有阳随汗泄之虞；若只助阳而不发汗，则风之与水无从发泄，邪无出路。此用麻、附，以麻黄辛温开表发汗、宣肺平喘；附子辛热，温里助阳。二药相伍，一表一里，麻黄发汗以去水，附子壮火之源以消阴翳，用于阳虚而患风水者，发汗行水，温里助阳，两者兼顾。

此药对亦见于麻黄细辛附子汤、麻黄附子甘草汤等，旨在温经解表，太少同治。麻黄辛温解表，附子辛热助阳，二药合用，助阳解表，用治阳虚外感，亦可用于阳虚之证。《伤寒论方解》说："麻黄与附子同用，是为恶寒发热而脉沉者设。因为恶寒发热是表证，自当微发其汗，所以要用到麻黄。但脉微是阳气不足，所以要加附子以扶阳。"又说："麻黄与附子同用，不但可使抵抗力增强而表邪易解，且可使汗出表解而无损于心阳。"《药对论》说："麻黄辛温，发汗解表，疗外感风寒之要药。附子大辛大热，峻补元阳之品。若遇素体阳虚，复感风寒之证，单用麻黄发汗解表，自然难以胜任，一则阳虚无力鼓邪外出，二则恐汗后更伤其阳。若以麻、附相伍，附子既可助麻黄散寒解表以祛邪，又能顾护里阳以扶正，二者一攻一补，奏助阳解表之功；汗中有补，汗出而不伤正；补中有散，扶正而不碍邪。"

38. 栀子大黄汤中栀子、大黄。"酒黄疸，心中懊憹或热痛，栀子大黄汤主之。"此治湿热黄疸而胃热太重，证见心中懊憹或热痛，方中栀子清热除烦而利小便，大黄除胃肠之积热，泻热消瘀，与栀子相合，更能导热下行，使湿热郁结从二便分消。

39. 大黄硝石汤中的大黄、硝石。"黄疸腹满，小便不利而赤，自汗出，此表和里实，当下之，宜大黄硝石汤。"此黄疸病热盛里实的证治。大黄苦寒，泻下通腑；硝石苦咸，能泄中满而润下，攻坚破积，利水泻实，解毒消肿。大黄与硝石并用，峻攻里热实邪，使湿热从大便而下，逐瘀退黄。

40. 茯苓泽泻汤中的茯苓、泽泻。"胃反，吐而渴欲饮水者，茯苓泽泻汤主之。"此之胃反乃是中焦停饮所致，故当治以利水化饮，降逆和胃。方中茯苓健脾渗湿；泽泻淡渗利水，入中焦而导水下行。共用之，则渗水化饮之力更佳，水去胃和则呕渴止。此治病求本，不治呕渴而呕渴自止。此药对利水之剂中常用，如五苓散、猪苓汤等。

41. 大黄牡丹汤中的大黄、牡丹皮。此治肠痈之方，毒热蕴结，营血瘀结于肠中。治当泻热消瘀，散结消肿，方中大黄荡涤肠胃之热结，攻削凝聚之瘀血，佐以牡丹皮凉血活血，化瘀消痈。二药合用，增强泻热消瘀，散结消肿之功。

42. 桂枝茯苓丸中的桂枝、茯苓。本方仲景用治妇人妊娠而宿有癥病以致漏血之证。方中桂枝温阳而通血脉，茯苓益心气而安正气，使下癥而不伤胎。二药同用，行阳开结，渗湿泄浊，伐邪安胎。本方以蜜为丸，取其渐消缓散之义。

本药对《伤寒论》中多用以温阳利水，温阳化饮，如茯苓桂枝白术甘草汤、茯苓桂枝甘草大枣汤、茯苓甘草汤等，均以此药对为主而组方。方中桂枝辛甘温，散寒解表，温通经脉，通阳化气，除治风寒表证外，尚能治痰饮、小便不利等。《得配本草》谓其"得茯苓，御水气之上犯以保心"。《中华本草》说："桂枝温通阳气，能化阴寒。若阴寒阻遏，阳气不宣，致津液不能输布，水湿停滞，形成痰饮支满，可配茯苓、白术，能健脾渗湿，温阳化痰……若膀胱气化失司，小便不利，可与茯苓、猪苓、泽泻同用，以温阳利水。"茯苓甘淡性平，利水渗湿，健脾和胃，宁心安神，用于小便不利，水肿胀满痰饮咳逆证。《本草衍义》谓其"行水之功多"，《伤寒明理论》谓其"渗水暖脾"。《中华本草》说："茯苓之味甘淡，能渗能利；其性平和，利水而不伤正，为利水渗湿在，则消水饮之要药。治水湿内停，小便不利，常与猪苓、泽泻等相须而用，益以温阳化气之桂枝，可增强利水之效。"桂、苓合用，通阳利水，对肺、脾、肾、膀胱的阳气均可宣通，其作用是全身性的。《施今墨对药》说："桂枝温阳通脉，化气利水，平冲降逆；茯苓健脾利湿，补益心脾。二药参合，相互为用，温阳化气，利水除饮之功益彰。"《药对论》说："茯苓配伍桂枝，具有较强的蠲除水湿的作用……茯苓味甘淡而性平，甘以益脾培土，淡以利水渗湿，其补而不峻，利而不猛，治其生湿之源；水湿为阴霾之邪，又赖阳气以煦，桂枝甘辛而温，辛甘以助阳，甘温以化气，最善散阴霾之邪。桂枝得茯苓不发表而专于化气行水，茯苓得桂枝通阳除湿。二者相使配对，具有较强的利水除湿作用，此正合仲景'病痰饮者，当以温药和之'之意。"

通阳利水方首推五苓散，通阳气，建脾气，通气化，使有用之水输布全身，无用之水下输膀胱，并非单纯地增加尿量而已。尤在泾说："桂枝得茯苓，则不表而反行水。"这里苓与桂之间，起到了相互依赖作用。苓桂术甘汤则具有散寒逐饮之用，功能通阳健脾益气，化中焦之痰饮；苓桂草枣汤通阳利水，平冲降逆，而潜虚阳。防己茯苓汤能兼通肺卫之阳以导水下行。此外，桂枝茯苓丸通阳利水，有助于行瘀化瘀，其理论依据是"血不利则为水"。茯苓泽泻汤为苓桂术甘汤加味，茵陈五苓散为五苓散加味。

对茯苓桂枝甘草大枣汤中苓、桂之伍，《医著选读》说："茯苓淡渗利水，桂枝益心阳而温化肾气，与茯苓配伍则直趋下焦，专利积于下焦之水邪。"莫士枚释茯苓桂枝甘草大枣汤云："苓、桂并用者，即《内经》开鬼门、洁净府之意，苓洁净府，桂开鬼门，鬼门即汗孔，一名玄府。"（《研经言》）

43. 当归芍药散中的当归、芍药。此治妇人腹痛之方，故有谓"妇人腹中诸疾痛，当归芍药散主之"。方中重用芍药以味酸而滋，补血敛阴，调肝缓急止痛，泻肝木而安脾土，配以当归甘温而润，养血柔阴以调肝，二药合用，调肝脾而止疼痛。此药对亦见于当归四逆汤，后世之逍遥散亦用之。

44. 麻黄连翘赤小豆汤中的麻黄、连翘、赤小豆。"伤寒瘀热在里，身必发黄，麻黄连翘赤小豆汤主之。"以药测证，是证当属湿热发黄兼表或偏表者。方用麻黄以开其表，使邪从外散；连翘、赤小豆清热利湿。三药合用，解表散邪，清利湿热，有"开鬼门，洁净府"之功，能使表里宣通，湿热得以清泄，其黄可退。

45. 大黄甘遂汤中的大黄、甘遂。大黄甘遂汤治妇人水与血结在血室，即仲景所说："此为水与血俱结在血室也。"方中大黄直走下行，斩关夺门，与攻逐水饮之甘遂同用，更助其攻逐之力，而能速去胸腹留饮痰癖，止胸腹胀满疼痛。此属"通下攻逐相辅，荡涤实痰留饮"之法。《伤寒论》之大陷胸汤以此复加芒硝，主水热聚结胸胁之"心下痛，按之石硬"的大结胸证；《金匮要略》之大黄甘遂汤以此复加阿胶，主治"妇人少腹满如敦状，小便微难而不渴"的"水与血俱结在血室"之候。魏念庭说："大黄下血，甘遂逐水，二邪同治矣。"（《金匮要略方论本义》）《金匮要略方义》也说："方中以大黄破血攻瘀；甘遂攻逐水邪。"

三、以"药对"复合名方

以药对叠加或其中寓有多个药对交叉组合而为方名，这些药对实即该方剂的核心部分。

1. 茯苓桂枝白术甘草汤：此方中有多个药对组成，如茯苓、桂枝，茯苓、白术，白术、甘草等，茯苓、桂枝已见于前桂枝茯苓丸中。

（1）茯苓与白术：阳不足者补之以甘，茯苓甘淡，健脾利湿，宁心安神；白术苦甘温，健脾燥湿，和中消滞。二药相伍，健脾补中，利湿助运。《施今墨对药》说："白术甘温补中，补脾燥湿，益气生血，和中消滞，固表止汗；茯苓甘淡渗利，健脾补中，利水渗湿，宁心安神。白术以健脾燥湿为主；茯苓以利水渗湿为要。二药伍用，一健一渗，水湿则有出路，故脾可健，湿可除，肿可消，饮可化，诸恙悉除。"邓先瑜说："茯苓伍白术，其意义在于健脾利湿。单用白术，渗湿力较弱，单用茯苓，健脾燥湿又嫌不足，两者合用，一燥一渗，运利结合，使水湿除而脾气健，益脾气而又运湿，共为平补平利之剂，临床广为应用。"[仲景用茯苓探析，中医药信息，1997，1：19]

（2）白术与甘草：白术苦甘温，补气健脾，甘草甘平，补脾益气，润肺止咳，缓和药性。二者合用，补脾益气以运津液，即陈亦人所说："白术甘草运脾益气，输布津液。"《药对论》说："白术味苦而性温，既能燥湿健脾，又能缓脾生津。甘草味甘性平，得中和之性，径入脾胃而有调补之功。白术配甘草，甘草补中能促进白术健脾作用的发挥，并和缓其刚燥之性；白术健脾之力能助甘草补中益气之功，有较平和的健脾和中作用。"

2. 茯苓桂枝甘草大枣汤：本方即苓桂术甘汤去白术加大枣而成，同样涵有茯苓桂枝、桂枝甘草之药对，另有甘草和大枣之组合。

甘草与大枣：甘草甘平，补脾益气，大枣甘温，补中益气，养血安神，二味同用，健脾补中，益气养血。《药对论》说："甘草及大枣均甘平之味，最得中和之性，而能调脾胃、益中气、和营卫、协阴阳、缓诸药性。二药功效相当，常相须为伍，其补益之力，虽不及参、芪，但却无补而恋邪之弊，具有缓和的协调作用，故无论祛邪剂中，或扶正方中均常采用。例如桂枝汤、大青龙汤及小柴胡汤方中用之以扶正祛邪，八珍汤、归脾汤及小建中汤方中用之以益气养血、补脾健中，半夏泻心汤、生姜泻心汤及甘草泻心汤方中用之以和胃畅中、扶正消痞。尤值得重视的是在《伤寒论》炙甘草汤中的应用，用甘草命方，冠诸首位，属君药无疑；方中用大枣30枚之多，如此剂量，臣甘草以养心复脉也无可非议。旧方书中谓此二药只用佐使、不作君臣之论，大可商榷。"苓桂甘枣汤大枣用至15枚，旨在益培脾土。陈古愚谓"甘草、大枣补中土而制水邪之溢"。

3. 桂枝甘草龙骨牡蛎汤。桂枝甘草龙骨牡蛎汤即桂枝甘草汤

顾武军讲药对

加龙骨、牡蛎而成，由桂枝、甘草与龙骨、牡蛎两个药对组成，桂枝、甘草相伍已见之于桂枝甘草汤中。

龙骨与牡蛎：龙骨味甘涩性平，生用有平肝潜阳、镇静安神的作用，用于心神浮越、烦躁惊狂等证；煅用有固涩收敛的作用。牡蛎味咸性寒，生用有养阴潜阳、清热解渴、软坚散结的作用，能治痰核瘰疬、胁下痞硬；煅用有缩小便、止带下的作用。二药合用，生用平肝潜阳之力尤著，煅用收敛固涩作用尤强。桂枝甘草龙骨牡蛎汤证是心阳虚损而心神烦扰，用龙骨、牡蛎旨在镇惊定悸安神。岳美中说："龙骨、牡蛎能摄纳飞越之阳气，能戢敛簸摇之阴气"，"有调和、推挽、摄发敛阴阳的作用，所以均可与桂枝汤、柴胡汤、承气汤合用，摄阳以归土，据阴以召阳，起联接相应的作用，其所以治内伤、外感均可有效之故。""龙骨与牡蛎同用，也是治痰之神品。若只认为二药性涩收敛，还很不全面，因为治痰作用主要在其有引逆上之火及泛滥之水（随火上升化痰）归宅的妙用。"（《岳美中论医集》）《施今墨对药》说："龙骨质体重坠，为化石之属，功专平肝潜阳，镇静安神，敛汗固精，止血涩肠，生肌敛疮；牡蛎质体沉重，为贝壳之类，功擅敛阴潜阳，涩精，止汗，止带，化痰，软坚。二药伍用，相互促进，益阴潜阳，镇静安神，软坚散结，涩精，止血，止带之力增强。盖龙骨益阴之中能潜上越之浮阳，牡蛎益阴之中能摄下陷之沉阳，故张仲景常取二药配伍应用。"

《药对论》说："龙骨与牡蛎均为质重沉降之品，具有敛阴潜阳、镇惊定志、摄精固脱之功，二药常相须合用，起着调和、推挽、摄发敛阴阳的作用，可以治疗阴阳乖离之病。"本方用之主在重镇安神。

柴胡加龙骨牡蛎汤为治少阳病，痰热内蕴，三焦郁滞而见胸满烦惊之证，用小柴胡汤以和解，加龙骨、牡蛎以坠痰镇惊。桂枝龙骨牡蛎汤中则取龙、牡潜镇摄纳，涩精止遗。

《伤寒论方解》说："仲景用龙骨、牡蛎有三种意义。一是取其收敛，如桂枝加龙骨牡蛎汤能治亡血失精及汗出是。一是取其镇静，如桂甘龙牡汤、桂枝去芍药加蜀漆龙骨牡蛎救逆汤、柴胡加龙骨牡蛎汤以及风引汤等。至于单用牡蛎而不配以龙骨的方剂，如牡蛎泽泻散，那就是取其软坚了。小柴胡汤方后说：'若胁下痞硬，去大枣，加牡蛎四两'，以及《金匮》疟疾门附方如牡蛎汤、柴胡姜桂汤的牡蛎，殆同一用意，都是针对着胁下痞硬采用的。"

4. 麻黄杏仁甘草石膏汤。本方药虽四味，但涵有麻黄、杏仁，麻黄、石膏，石膏、杏仁，石膏、甘草等多个药对。

（1）麻黄与杏仁：止咳定喘。麻黄宣肺，杏仁降逆，麻黄伍杏仁，相使为用，杏仁助麻黄之宣肺，用治风寒袭肺之外感咳喘，如以炙麻黄，可治无表证之咳嗽。麻黄配杏仁，治无汗而喘。日人吉益东洞《药征》云："杏仁麻黄同治喘，而有其别，胸满不用麻黄，身疼不用杏仁，其二物等用者，以有胸满、身疼二证也。""麻黄合杏仁则治疼痛而喘。"焦树德说："用麻黄治疗喘咳，最好配上杏仁。麻黄宣通肺气以平喘，杏仁降气化痰以平喘止咳，麻黄性刚烈，杏仁性柔润，二药合用，可以增强平喘止咳的效果，所以临床上有'麻黄以杏仁为臂助'的说法。"（《用药心得十讲》）《施今墨对药》说："麻黄味辛性温，中空而浮，长于升散，宣通肺气，止咳定喘；杏仁味苦性温，色白入肺，降气止咳。麻黄以宣肺定喘为主，杏仁以降气止咳为要。二药伍用，一宣一降，宣降合法，肺气通调，止咳平喘益彰。"

《伤寒论方解》说：麻黄"假使目的在定喘，可配以杏仁。例如麻黄汤、大青龙汤、麻杏甘石汤和麻黄连翘赤小豆汤都是这样。"陈亦人说："麻黄杏仁相伍，宣肺降气。"

（2）麻黄、石膏：麻黄石膏相配的方剂在仲景著作中有10首。其中最典型的是麻黄杏仁甘草石膏汤用于清宣肺热，越婢汤用于水气病化热。大青龙汤、小青龙加石膏汤、厚朴麻黄汤与桂枝二越婢一汤均以麻桂辛温为主，配少量石膏为辅，与麻杏甘石汤的配伍法有别。此外，越婢加术汤、越婢加半夏汤、麻黄升麻汤与附子续命汤应作别论。这一药对根据剂量的多少以及与其他药物的不同配伍可以产生不同的功效。

1）清热宣肺：麻黄辛温，石膏辛寒，寒可制温，但辛与辛可以相助，所以一面是制约作用，一面以是协同作用，以起到止表汗而兼通肺中壅滞。麻黄发汗利水平喘，石膏清热降火，除烦渴。麻黄配用石膏，既能清热，又能减弱麻黄发汗的力量，达到辛凉宣泄，清热平喘的作用，如麻黄杏仁甘草石膏汤。陈亦人说："麻黄石膏同用，清宣肺热。"《药对论》说："麻黄辛微苦而温，专于宣肺，有宣肺平喘、发汗解表、利水消肿等多种功能。石膏辛甘大寒，功擅清热，为清解气分实热之要药。二药一寒一温，一表一里。一方面石膏之寒可防麻黄温散太过，起着制约的作用；另一方面，二者味皆辛，可共入肺而解肌除热，又起协同作用。二药合用，有较好的宣肺清热平喘作用。多用于表邪入里化热、壅遏于肺所致的身热不解、喘咳气逆等证。《伤寒论》麻黄杏仁甘草石膏汤中即以此药对为主……"

外散寒邪兼以清里，如大青龙汤、桂枝二越婢一汤。是时外寒甚而里热轻，重用麻黄以宣肺解表，少佐石膏以清里热。此亦清热宣肺之例。

2）清热宣肺利水：麻黄辛温，解表发汗，且有利尿作用；生石膏辛凉，专走阳明肌腠，与麻黄同用，既能监制麻黄之过于辛温，又有解肌退热之力，且麻黄得石膏，不发汗而利尿，如《金匮要略》治风水的越婢汤。喻嘉言说："麻黄、石膏二物，一甘寒，一甘热，合而用之。脾偏于阴，则和以甘热，胃偏于阳，则和以甘寒。乃至风热之阳，水寒之阴，凡不和于中土者，悉得用之……"焦树德说："麻黄的用量一般是七八分至二三钱之间。治疗水肿时常比一般用量较大，可由三钱加至五钱，个别的还有时用到七八钱，这时要配用生石膏八钱至一两半左右（生石膏与麻黄之比约为3：1），以减少麻黄的发汗作用而达到宣肺利尿的作用。（《用药心得十讲》）《药对论》说："麻黄宣肺利水，配石膏引麻黄入里，并减缓发汗作用；石膏又清水湿中所挟之热，而逐表里之水，临床用治风水确有疗效。"

《施今墨对药》说："麻黄辛温，中空而浮，宣肺气、开腠理以发汗，温化膀胱，行水利尿以消肿；石膏辛寒，体重而降，清热解肌，发汗消肿，生津止渴。二药伍用，一温一寒，一升一降，相互制约，相互为用，宣肺平喘，发越水气，清热降火，利水消肿的力量增强……麻黄、生石膏的剂量比例是否妥当，对疗效有着重要影响。曹鸣高治肺炎，二药的比例为1：3～4；马莲湘治小儿肺炎，麻黄用量是生石膏的1/10；张琪治大叶性肺炎，生石膏用量大于麻黄10倍左右才能退热平喘，若生石膏用量小者，则达不到清热透邪的目的。肖正安认为二药的比例，一般情况生石膏3倍于麻黄，表重热轻，生石膏减量、麻黄加量；表轻热重，生石膏6倍于麻黄。潘文奎用麻黄10克、生石膏50～60克为主，治疗风湿热，取得改善症状、退热、降血沉及抗'O'的疗效，仅微汗出而无大汗。"

（3）石膏、杏仁：石膏辛甘寒，清热泻火，能清肺胃之热；杏仁苦温，止咳平喘，清热止喘。二者同用，清肺而止咳平喘。柯韵伯说："故于麻黄汤中去桂之辛热，加石膏之甘寒，佐麻黄而发汗，助杏仁以定喘，一加一减，温解之方，转而为凉散之剂。"可见，石膏、杏仁相伍可增清热定喘之效。

（4）石膏、甘草：石膏辛甘寒，清热泻火，能清肺胃之热；甘草甘平，润肺止咳，能缓药性。二者同用，既能加强止咳定喘，又能缓石膏之性寒。《药对论》说："石膏性大寒，乃清解肺胃邪热之良药，白虎汤中用之清胃热，麻杏石甘汤中用其清肺热，然此二方中皆以甘草调之。石膏与甘草相伍，具有二重意义：一为石膏清肺去热，甘草润肺止嗽，合用时具有较好的清肺化痰作用。二为甘草可缓和石膏的寒性，使清而不猛，作用持久，充分发挥药力而不伤胃气，具有调和作用。"竹叶石膏汤中亦用此药对。

5. 麻黄细辛附子汤：方中涵有麻黄与细辛、附子与细辛、麻黄与附子等药对。麻黄与附子相伍已见于麻黄附子汤中。

（1）麻黄与细辛：麻黄辛温，发汗解表；细辛辛温，祛风散寒止痛，且能温肺化饮。麻黄、细辛相伍，在麻黄细辛附子汤中旨在助麻黄以解表散寒，然在小青龙汤中则重在温肺化饮而平喘。《药对论》说："麻黄性温味辛质轻，轻可去实，为发汗解表第一药。细辛辛温，其性升浮，具解表散寒止痛之功，并可祛内寒而温脏腑。二者配对，可起协同作用，鼓动内外之阳气，以加强发汗解表、祛寒止痛的功效。一般多用于寒邪在表，或始入里，或阳虚外感之恶寒发热、无汗脉沉及身痛头痛、一身骨节尽痛者。"《药对论》还说："麻黄能宣畅肺气而平喘；细辛能温肺化饮而止咳，同用又有温肺散寒、化饮平喘之良效，为治疗寒饮犯肺，喘嗽并作的常用药对，如《伤寒论》小青龙汤、《张氏医通》冷哮丸中均选用本药对。"

（2）细辛与附子：细辛辛温，祛风散寒止痛，附子大辛大热，本方附子、细辛同用，细辛助附子以温经祛寒。《药对论》说："细辛合附子，是临床常用的散寒止痛药对。《本草正义》云：'细辛，芳香最烈，故善开结气，宣泄郁气，而能上达巅顶，通利耳目，旁达百骸，无微不至，内之宣络脉而疏通百节，外之行孔窍而直达肌肤。'又云：'附子，本是辛温大热，其性善走，故为通行十二经纯阳之要药，外则达皮毛而除寒，里则达下元而温痼冷，彻内彻外，凡三焦经络，诸脏诸腑，果有真寒，无不皆治。'二者合用，同气相求，性则善走通行，功则散寒止痛。在内则附子温之，细辛托之散之；在外则细辛疏之，附子鼓之助之，表里内外之寒皆可尽愈，有相辅为用之意。"在麻黄细辛附子汤中，细辛与附子同用，以附子温肾阳，《伤寒论译释》谓"用附子，一以温少阴之虚，一以防亡阳之变。用细辛以助附子温经。"

6.柴胡桂枝干姜汤：本方中有柴胡、桂枝，桂枝、干姜，甘草、干姜，瓜蒌根、牡蛎等药对。甘草、干姜已见于药对方中甘草干姜汤；柴胡、桂枝已经见于前柴胡桂枝汤条中；瓜蒌根、牡蛎已见于药对方中瓜蒌牡蛎散。

桂枝与干姜：桂枝辛甘温，发汗解表，温经通阳；干姜辛热，温中回阳，温肺化饮。二药合用，有助于温经散寒，通阳化饮。陈亦人在《伤寒论译释》中说："桂枝干姜同用，温通阳气以化饮邪。"小青龙汤中亦有此药对。

7.葛根黄芩黄连汤：方中有黄芩、黄连，葛根、黄芩、黄连等药对。

（1）黄连、黄芩：泻火解毒。黄芩、黄连均属苦寒清热泻火解毒之品，黄芩味苦性寒，能泻中焦实火，燥肠胃实热，清少阳邪毒，兼能凉血安胎；黄连味苦性寒，能清泻心胃火热，凉肝胆，解热毒，并有燥湿作用。二药同用，则泻火解毒作用尤强，可用于一切实热火毒之证。《伤寒论方解》说："黄芩、黄连都是苦寒泄热药……大概治肺和大肠的结热多用黄芩，泻心和小肠的火邪多用黄连，这也是根据仲景的用法而来。仲景治'心下痞，按之濡'是以黄连为主，治肠中热结下利则以黄芩为主，假使胃肠都有结热，就要芩、连同用。肠胃病中往往出现上热下寒症，上热则胸中烦而欲呕，下寒则腹中痛而下利，这时便宜黄连与干姜同用。这些用药规律可参考诸泻心汤、干姜黄芩黄连人参汤以及黄连汤的主治，细细推敲便得。"《药对论》说："黄连、黄芩皆属苦寒之品，均能清热燥湿、泻火解毒，常相须使用起协同作用……黄连与黄芩还可入手阳明大肠经，用于温热蕴结肠道而见的发热口渴，暴注下泄，肛门灼热，或泻下臭秽，自痢腹痛等证……方如《伤寒论》葛根黄芩黄连汤。"

（2）葛根、黄芩、黄连：葛根辛凉以解表，芩、连苦寒以清里，三者并用，表里双解，清肠止利。尤在泾说："葛根解肌于表，芩连清热于里……故治表者，必以葛根之辛凉；治里者，必以芩、连之苦寒也。古法汗者不以偶，下者不以奇，故葛根之表，则数多而独行；芩连之里，则数少而并须，仲景矩矱，秩然不紊如此。"（《伤寒贯珠集》）

8. 干姜黄芩黄连人参汤：方中有干姜、黄连，黄芩、黄连等药对，芩、连相伍已见于前述。

干姜、黄连：仲景著作中，有干姜、黄连这一药对的方剂较多，其中半夏泻心汤、甘草泻心汤、生姜泻心汤、黄连汤和干姜黄连黄芩人参汤等方剂，其基本性质相似，都用于治疗病在脾胃，寒热错杂，气机升降紊乱，虚实夹杂的证候。另乌梅丸中也有干姜、黄连，这是用于安蛔的，因为蛔虫得辛则伏，得苦则下。

半夏泻心汤，主治邪热内陷，胃虚而寒热互结的痞证。方以寒热并用，补泻兼用，重点贯穿了苦辛法。干姜辛温，具宣散之性，辛能开泄，温可助阳，能通经脉，散寒邪，消痰燥湿，和降胃气，这些作用可概括为辛开；黄连大苦大寒，具沉降之性，苦能降逆，寒可泄热，通泻心火，凉血热，除烦躁，止呕吐，治吞酸，这些作用可概括为苦降。二药相伍，辛开苦降，寒热并调，泄热降逆，助阳化饮，可除胸中邪结。黄连配干姜，重在开泄，治疗中虚热结，胃气壅滞。《施今墨对药》说："干姜辛热，温中散寒，回阳通脉，温肺化痰；黄连苦寒，清热燥湿，泻火解毒，清心除烦。干姜辛开温通，黄连苦寒降泄。二药参合，辛开苦降，一温散，一寒折，除寒积，清郁热，止呕逆，制泛酸，和胃泻痞开结甚妙。"《本草思辨录》认为黄连降胃阳，干姜升脾阳，脾升胃降，少阳乃得转枢。《成方便读》认为黄连干姜是治疗痞证的主药。

9. 厚朴生姜半夏甘草人参汤。此方有厚朴、人参，半夏、厚朴，半夏、人参等药对。半夏与厚朴相伍已见于半夏厚朴汤中。

（1）厚朴、人参：厚朴能消痰下气，行滞除满，人参补中助阳且和胃、二者同用，消补兼施，健脾理气，补中除满。《伤寒论方解》说："本方所主的证候，确是胃气虚而有痰水气体所致，是虚中夹实，慢性胃病多见之。因胃病久不愈，胃气多虚，人参不但能补气，并能健胃，所以慢性胃病多用人参。正因久病气虚，从而消化不良，运输失职，其停痰蓄水便在其中。这时用参以振起胃肠功能，用朴、枳、半夏之类以祛痰水，寓攻于补，扶正祛邪，实有必要。"

（2）半夏、人参：半夏辛温，为降逆止呕，燥湿祛痰，宽中消痞之良药。凡因痰浊阻滞及其他原因所引起的胃气上逆证，半夏皆可降之。人参补益元气，斡旋中气，使脾土健运，气化水行，阴阳消长，津液输布。两药配伍，补虚降逆，补中有降有散，燥湿和胃降逆。《伤寒论》竹叶石膏汤、小柴胡汤，《金匮要略》大半夏汤、干姜人参半夏丸等，皆伍以人参、半夏，参、夏合用，补而不滞。特别是治疗"妊娠呕吐不止"之干姜人参半夏丸，亦寓有通补止呕之意。一般认为半夏于胎不利，但因配伍人参，一方面可以补益中气，另一方面又可监制半夏，如此则不致坠胎。陈修园说："半夏得人参，不唯不碍胎，且能固胎。"

10. 芍药甘草附子汤。此则寓有芍药、甘草，附子、甘草两个药对，附子、甘草相伍，辛甘通阳，芍药、甘草相伍，酸甘化阴，是知芍药甘草附子汤为治阴阳两虚之证。

芍药、甘草见药对方"芍药甘草汤"。

附子、甘草见药对方"甘草附子汤"。

四、以"药对"为加味药构成方名

仲景治病，以"观其脉证，知犯何逆，随证治之"为原则，并据证而辨，随证加减，在加减方中，以药对作为加味药而嵌入方名，成为方剂的主要部分。如桂枝去桂加茯苓白术汤、桂枝加厚朴杏子汤、柴胡加龙骨牡蛎汤、黄芩加半夏生姜汤、当归四逆加吴茱萸生姜汤、木防己汤去石膏加茯苓芒硝汤、白头翁加甘草阿胶汤、桂枝加龙骨牡蛎汤等，这里所涉及的加味药对，有些在前已有论述，如桂枝去桂加茯苓白术汤的茯苓、白术已在前茯苓桂枝白术甘草汤介绍，柴胡加龙骨牡蛎汤、桂枝加龙骨牡蛎汤中的龙骨、牡蛎，已在前桂枝甘草龙骨牡蛎汤中介绍，黄芩加半夏生姜汤中半夏、生姜，已在前小半夏中介绍。为避免重复，这里只对未有介绍过药对加以讨论。

1. 桂枝加厚朴杏子汤中的厚朴与杏仁。此治宿有喘疾之人感受风寒而引发，即所谓"喘家作"，或太阳病误下而致微喘，一般视为太阳中风兼肺气上逆，是以在桂枝汤解肌祛风、调和营卫的基础上，加厚朴、杏仁以降气定喘。厚朴苦辛温，功能下气除满、燥湿消胀；杏仁苦辛微甘而温，有降气行痰，除风散寒，润燥通肠等作用。二药伍用，降逆平喘。

2. 当归四逆加吴茱萸生姜汤中的吴茱萸与生姜。此治血虚寒凝致厥的当归四逆汤证且"内有久寒"之证，加吴茱萸、生姜以温中散寒。吴茱萸辛苦性热，功能温胃散寒，疏肝燥脾，暖肾治疝；生姜味辛性微温，功能散寒止呕。吴茱萸从上达下，生姜从内发表；吴茱萸温肝，生姜散寒。二药伍用，温中祛寒，理气降浊，共达经脏两温之目的。

3. 木防己汤去石膏加茯苓芒硝汤中的茯苓与芒硝。"膈间支饮，其人喘满，心下痞坚，而色黧黑，其脉沉紧，得之数十日，医吐下之不愈，木防己汤主之。虚者即愈，实者三日复发，复与不愈者，宜木防己汤去石膏加茯苓芒硝汤主之。"木防己汤所治之支饮喘满，心下痞坚，当是水饮结于胁下，郁而化热之证。经服木防己汤，热邪虽去，但饮未尽。是时加芒硝，取其咸以软坚，化痰饮之癖；加茯苓健脾渗湿，茯苓、芒硝加入，可增强健脾和中、祛湿化饮之功。

4. 白头翁加甘草阿胶汤中的甘草与阿胶。"产后下利虚极，白头翁加甘草阿胶汤主之。"此治妇人产后湿热下利之证。妇人产后，气血两虚，而病湿热下利伤阴，此真实真虚之证，仲景用白头翁汤清热燥湿，凉血止痢而治其实，加甘草与阿胶益气养血而治其虚。甘草益气和中，阿胶益气养血。甘草与阿胶相伍，益气和中，养血滋阴。

五、其他

《伤寒论》中除上述"药对"外，还有很多药对一直被后世医家所沿用。

1. 人参、附子：人参、附子相伍，见于附子汤、四逆加人参汤、茯苓四逆汤等，后世更有参附汤（《世医得效方》），有温壮元阳和益阴和阳之用。人参甘温，大补元气，附子辛热，温壮元阳，二药同用，大温大补，具有上助心阳，下补肾命，中温脾土，回阳救脱，力专用宏。可治喘急汗出、手足厥逆等虚脱亡阳之证。《删补名医方论》说："补后天之气无如人参，补先天之气无如附子，此参附汤之所由立也，二脏虚之微甚，参附量为君主，二药相须，用之得当，则能瞬息化气于乌有之乡，顷刻生阳于命门之内，方之最神捷者也。"

另外，党参、附子相伍，亦有温阳固脱之功，可治阳虚汗出。

对于附子的配伍应用，秦伯未说："元气虚结合人参，中气虚结合白术，卫气虚结合黄芪，就是参附汤、术附汤、芪附汤。"《魏氏家藏方》于参附汤去人参，加黄芪益气固表，名芪附汤，用治盗汗；《医宗金鉴》于参附汤去人参，加白术健脾除湿，名术附汤，治寒湿相搏，身体疼痛。

2. 人参、甘草：人参、甘草相伍见于厚朴生姜半夏甘草人参汤、理中汤、四逆加人参汤等方。人参乃建中之要药，甘草炙用，甘温补脾，人参伍甘草，甘温补脾，温脾健脾，使脾胃之气健运，气旺则阳生，中阳得复，阳气布达，阴寒驱散，浊阴下降，清阳升腾，则诸证可除。

3. 大黄、水蛭、虻虫：大黄、水蛭、虻虫配对，见于抵当汤（丸）。大黄苦泄，善破癥积，推陈致新，若配水蛭、虻虫，祛瘀消癥之功倍增，可治瘀血内结，干血成癥，如大黄䗪虫丸。

4. 大黄、麻仁：大黄配麻仁见于麻子仁丸。大黄苦寒攻下，荡涤积热；麻仁甘平润肠通便，合用一攻一润，大便则通，则为润下之剂。

5. 大黄、茵陈：大黄、茵陈配对见于茵陈蒿汤。大黄苦寒清热，逐瘀泻热，清降泻下，利胆通腑，活血行瘀，茵陈苦寒功能清热利湿，利胆退黄，是治疗黄疸要药。两药相合，泻清相伍，清热除湿，利胆退黄力强，导泻湿热以退黄。

6. 大黄、人参：此药对见于柴胡加龙骨牡蛎汤。徐灵胎说："如大黄与人参同用，大黄必然逐去坚积，决不反伤正气，人参自然充盈正气，决不反补邪气。"两者合用，可起到益气活血，泻浊解毒之功。如费伯雄用大承气汤合人参治妊娠期阳明腑实证，高热不退，能扶元气攻下泄热，使母子平安。徐嵩年治疗慢性肾衰竭，强调通腑一法以期得及时排毒效果，用安宫牛黄丸化开，调生大黄粉，与人参汤同服，对扶正排毒，降低尿素氮有一定效果。

7. 大黄、桃仁：大黄能破血祛瘀，尤善祛下焦瘀血蓄积；桃仁破血散瘀，润燥滑肠。大黄与桃仁配伍，属泻下祛瘀相协，以达推陈致新，破血祛瘀之目的，攻逐下焦瘀血。《伤寒论》桃核承气汤中以此又辅以芒硝、桂枝、甘草，逐瘀泻热，治"少腹急结"之蓄血证；《金匮要略》下瘀血汤以此并加䗪虫，推陈下瘀，破血润燥，治妇人"腹中有干血着于脐下"之"产后腹痛"或"经水不利"；抵当汤（丸）亦用此药对。

8. 大黄、黄芩：此见于附子泻心汤。以泻代清，除肺胃之邪热。大黄既泻下攻积，又泻火清热，其清泻之性于胸胃蓄热尤为适宜。仲景《伤寒论》附子泻心汤中与黄芩同用，清胃中邪热而泄痞气，主"心下痞"之由于邪热者。此所用大黄，目的在于以泻代清。大黄、黄芩均苦寒，一者泻下，一者清降，配伍应用则更能提高其泻火清热之功。

9. 大黄、芒硝：《伤寒论》之大承气汤、调胃承气汤均用此药对。大黄苦寒，气味俱厚，长于荡涤通下，走而不守，直降下行，攻积导滞，泻火凉血；芒硝咸寒软坚，润燥通便，清热泻火。两药相合，产生协同作用，使芒硝先化燥屎，软坚结，泻实热，大黄继通地道，增加攻下通便之力，有协同相须之用，成攻润互济之势，荡涤肠胃实热燥结，泻热结之力益强，荡实积之功更大。吴又可说："得芒硝则大黄有荡涤之能。"岳美中说："大黄荡涤，芒硝软坚，若欲速排除肠内容物者宜大黄，若小肠内容干燥而便秘者宜芒硝，二者合用，则泻下之力尤大。"柯琴说："仲景欲使芒硝先化燥屎，大黄继通地道。"《医宗金鉴》谓："经曰：热淫于内，治以咸寒，火淫于内，治以苦寒。君大黄之苦寒，臣芒硝之咸寒，二味并举，攻热泻火之力备矣。"《伤寒论方解》说："芒硝润燥软坚，适用于内热燥结的证候，大黄与芒硝同用，其泻下作用可加强。"《施今墨对药》说："大黄、芒硝伍用，出自《伤寒论》大承气汤。"又说："大黄苦寒，气味俱厚，荡涤通下，泻火凉血，攻积导滞，逐瘀通经，利胆退黄；芒硝咸寒软坚，润燥通便，清热泻火，荡涤内热实积，停痰宿食。二药伍用，相互促进，消炎散结，泻热导滞，攻下破结，通便除满之力增强。"大承气汤用厚朴、枳实助其锐，用治胃肠实热积滞，大便秘结，腹痛胀满，烦躁谵语，口干，舌苔焦黄起刺，脉沉实有力，为峻下之剂。调胃承气汤则伍以甘草以缓其性，为缓下之剂。

10. 五味子、细辛：此见于小青龙汤及其类方。细辛温肺散寒，五味子敛肺止咳，二药同用，可治寒饮咳逆上气。同时五味子可避免细辛辛温之药过于发散，且助镇咳平喘。《施今墨对药》说："细辛宣肺散邪，温肺化饮，五味子收敛肺气。二药伍用，以细辛之辛散，制五味子之酸收；五味子之酸收，又制细辛之辛散，二药参合，一散一敛，一开一阖，相互制约，相互促进，止咳平喘甚妙。"

11. 五味子、干姜：此见于小青龙汤及其类方。干姜辛温散寒化饮降逆，五味酸收敛肺，二物相伍，一散一收，善治痰饮，温化寒饮，助镇咳平喘之功，且用五味，可避免干姜之辛温太过，用于肺、脾有寒饮咳喘等症。《施今墨对药》说："五味子酸涩收敛，善敛肺气而滋肾水；干姜辛散温通，逐寒邪而发表温经，燥脾湿而止呕消痰。五味子以酸涩收敛为主；干姜以辛散温开为要。二药参合，一收一散，一开一阖，一走一守，互制其短，而展其长，敛不碍邪，散不伤正，利肺气、平喘逆、化痰饮，止咳嗽甚妙。"

12. 水蛭、虻虫：此药对见于抵当汤（丸），此方《伤寒论》用治热实蓄血，《金匮要略》用治"经水不利下"（经闭），"亦治男子膀胱满急有瘀血者"，为破血逐瘀之峻剂。水蛭逐恶血瘀血，破血瘕积聚；虻虫逐瘀血，破血积坚痞癥瘕。二味都是攻逐瘀血的峻药，合用之则攻逐瘀血之力更为峻猛，属强强结合。《伤寒论方解》说："水蛭、虻虫都有强力的破血化瘀作用，适用于瘀血癥瘕，与大黄同用，便能引起下血。这两味药的破血作用很强。尤其是水蛭能抗血凝，所以要慎用。"《金匮要略方义》说："本方乃破血逐瘀之峻剂。水蛭味咸，善于下潜，专逐下焦久积之瘀血，《本经》言其能'逐恶血瘀血月闭，破血瘕积聚'。虻虫味苦，其性刚猛，善攻新淤之血，《本经》谓其'主逐血，破下血'。二者合用，专攻新久之蓄血，除下焦之坚积。"

13. 石膏、知母：此药对见于白虎汤及其类方，专于清热。石膏甘辛大寒，气轻发散，善清上中焦之热；知母苦寒滋润，使邪从下泄，能泻三焦之火。二药相配，在清热功能上有协同、互补作用。石膏、知母均为清肺、胃实热常用之药，但石膏辛甘寒，质重浊，其性走而不守，用于肺热实喘，表热重，津液未伤者，知母苦寒，煎后汁浓，其性守而不走，用于肺热燥咳，里热重津液已伤。二药一重清润，一重清解，石膏配知母可加强石膏清热作用，又能生津止渴，故阳明气分燥热津伤之证，二药又常相须为用。《施今墨对药》说："知母甘苦而寒，质润多液，既升又降，上能清肺热，中能清胃火，下能泻相火；生石膏甘辛而淡，体重而降，气升又浮，其性大寒，善清肺胃之热，又偏走气分，以清气分实热证。二药伍用，相互促进，清泄肺、胃实热之力增强。"岳美中说："石膏、知母配合，名白虎汤，是辛甘合辛润法，除阳明经热，取其相互联系中的促进作用。"岳氏又说："用量的多寡，在一个方剂里的配伍上极为重要，因它有相互依存相互促进相互制约的作用，需要后学细心体会，才能得到……又如石膏，配知母治阳明大热症，则用量为 500 克，知母量为 180 克，名白虎汤，成三与二之比。"《药对论》说："石膏与知母相配伍，构成白虎汤中的主要部分。石膏辛甘大寒，其辛透肌热，寒胜胃火，质重沉降，辛而走外，有两擅内外之能。知母苦寒，其苦能降火，寒以胜热，质润而又滋燥。二者相须使用，有清解阳明胃热的强大作用，又有滋胃润燥的辅助作用……现代药理研究表明，石膏与知母均有显著的退热作用，其中石膏可能通过抑制产热中枢而起作用。"近年实验研究证明，石膏退热作用快，但作用短暂而较弱，知母退热作用较缓，但作用强而持久，二者合用则热作用更加显著。

石膏知母这一药对的基本方是白虎汤，治疗无形邪热炽盛于里，同时也可治疗热厥。兼气阴两伤者用白虎加人参汤；温疟则用白虎加桂枝汤。麻黄升麻汤中有小量知母和微量石膏，为此方清热药的一部分。

14. 石膏、人参：此药对出于白虎加人参汤、竹叶石膏汤等方，是清热与益气生津并用的方剂。石膏辛寒清热除烦，人参味甘微苦，微温，益气生津，二药合用，功能清热益气生津。《药对论》说："石膏与人参相伍，最早见于《伤寒论》白虎加人参汤与竹叶石膏汤，属扶正祛邪并用，为清补兼施之例……此实为寓补于泻之中……对此配伍合用，张锡纯认为石膏'凉散之力与人参补益之力互相化合，能旋转于脏腑之间，以搜剔深入之外邪使之净尽无遗''实能于邪火炽盛之时立复真阴，此中盖有化合之妙也'。"

15. 石膏、粳米：石膏伍粳米始见于白虎汤，石膏辛甘寒，清热除烦；粳米气味温和，一防寒药伤胃，二使药性留之于中而充分发挥药效，且能和胃止烦渴。二药同用，清热而不伤中。《本草经疏》说："石膏，辛能解肌，甘能缓热，大寒而兼辛甘，则能除大热……"粳米甘平无毒，能健脾养胃，固护胃气，与石膏相伍，可防石膏过寒而戕伤胃气，祛邪而不伤正，泻火而不伤土，具有一定的调和胃气的作用。竹叶石膏汤中亦有此药对，其意相同。

16. 石膏、升麻：此见于麻黄升麻汤。是证为邪陷阳郁、上热下寒之证，用麻黄升麻汤以发越郁阳，清上温下。方中石膏清热泻火，升麻升阳发表，清热解毒。二药同用，能加强清热解毒之功。《药对论》说："石膏与升麻性味相同，功效有异。石膏主降，功专泻阳明胃热。升麻主升，能引阳明清气向上。《本草汇言》云：'诸药不能上升者，惟升麻可升之。'石膏得升麻为引，上达头面，善清阳明头面之火热……此外，升麻还有解毒透发之力，与石膏相配，有清透斑毒之功。"清胃散亦有此药对。

17. 甘遂、大戟：此见于十枣汤。此治悬饮之方，饮停胸胁，上下攻窜，充斥内外，治当攻逐水饮，仲景用十枣汤。甘遂性苦寒，能泻经隧水湿，而性更迅速直达；大戟性苦性寒，能泻脏腑之水湿。二药合用，逐水之力更强。《伤寒论方解》说："甘遂和大戟都具有峻烈的泻水作用，假使入煎剂，对于壮实的病例每剂可用一钱（3克）许，尚不致过剂，一般可导致水泻五六次至八九次而已。假使用末药和汤送服，每次只用三至五分（0.9~1.5克）便能引起剧泻，过多反能仿人。""甘遂这味药刺激性很大，无论配以硝、黄与否，都能起泻痰下水作用，其痰水是从大便出而不是从小便出。病人服药后，脘腹很难过，有脘中嘈杂及腹中疼痛感，一二小时以后，便可发生水泻。仲景多用以祛除胸腹积水。"

18. 白术、干姜：白术与干姜配伍成对，始见于理中丸（汤），为温健脾阳而除寒湿之品。方中白术健脾燥湿，干姜温中祛寒，共用之则散寒除温，温补脾胃。《药对论》说："白术与干姜同用，善除脾家寒湿，又治脾寒不能统血之证。脾性恶湿，脾虚则湿盛，湿为阴霾之邪，易损脾阳而生内寒。白术味苦而甘，其气芳烈，本纯阳之性，最能燥湿健脾。干姜辛苦而热，善温脾胃之阳，也去中焦寒湿。二者相使为用，共奏温中健脾、散寒除湿之功，用于脾阳不足、寒湿困中之口淡而黏、呕吐泄泻、舌苔白腻之证，颇为切合。若用白术配炮姜，取白术健脾统血而收阴，炮姜温经散寒而止血，又有助脾统血之功，可用于脾虚经寒而见的二便下血、漏下不止等证的治疗。"此药对亦见于桂枝人参汤、人参汤（药物组成同理中，唯干姜、甘草的剂量不同）。

19. 白头翁、秦皮：白头翁、秦皮相伍配对，始见于治疗"热利下重"的白头翁汤。白头翁功能清泄湿热，入血分清肠热，又可宣通郁火，使热毒发散，能升举脾胃清气，使里急后重减轻；秦皮功能走泄，清化肠中湿热，有收敛作用。二药合用，治热痢下重赤多白少者，功效显著。《药对论》说："白头翁为治痢要药，味苦性寒，入胃与大肠，主血分之病，功能解毒清热，专于凉血止痢。秦皮性味苦寒，主气分之病，善清大肠之热，并能燥湿止痢。二药配对，一以治血，一以治气，相辅相助，具有较好的清热燥湿、凉血解毒作用，治痢之效尤为显著。"

20. 生姜、大枣：两者辛甘相配，刚柔相济，是众多方剂中不可缺少的药对。生姜辛温，大枣甘温，辛甘相合，能健脾胃而和营卫，如桂枝汤、小建中汤之用姜、枣即是。《伤寒论方解》说："生姜能发散水气，并有健胃作用，大枣能补少气少津液，并有和里作用，这两味同用，有调和营卫，安内攘外的作用，适用于营卫不和或邪正分争的证候，所以桂枝汤、小柴胡汤诸方多用之。"焦树德在《用药心得十讲》中说："生姜与大枣同用，能益脾胃元气，温中祛湿。"

21. 半夏、麦冬：此见于竹叶石膏汤。半夏燥湿祛痰降逆，麦冬凉润生津，一燥一润，一温一清。如此，辛温宣开与甘寒养阴并用，可潜虚火，降逆气，而成滋阴降逆之剂。《金匮要略》麦门冬汤亦用之，主治肺胃阴虚，虚火上炎，气失宣降之肺痿咳逆上气，痰吐涎沫等症。费晋卿谓："半夏之性，用入温燥药中则燥，用入清润药中则下气而化痰，胃气开通，逆火自降，与徒用清寒真有霄壤之别。"（《医醇賸义》）王绵之等在阐述麦门冬汤方义时说："方中重用麦门冬甘寒清热滋阴，益胃滋肺为君药……半夏能降逆和胃，祛痰止咳，性虽温燥，但与大量麦冬配伍，非特不嫌其燥，且能监制甘润之品滋腻碍胃，使之相反相成。"（《中国医学百科全书·方剂学》）

22. 半夏、桂枝：此见于半夏散（汤）。"少阴病，咽中痛，半夏散及汤主之。"此疗客寒咽痛之方，风寒客于咽嗌，且痰湿阻滞，以桂枝散寒通阳，半夏涤痰开结。徐灵胎说："治上之药，当小其剂，本草半夏治咽痛，桂枝治喉痹，此乃咽喉之主药，后人以二味为禁药何也。"（《伤寒类方》）尤在泾说："少阴咽痛，甘不能缓者，必以辛散，寒不能除者，必以温发之。盖少阴客邪郁聚咽嗌之间，既不得出，复不得入，设以寒治则聚益甚，投以辛温则郁反通。"（《伤寒贯珠集》）谷松说："半夏伍桂枝，宣散郁阳。""仲景在此所以用半夏散主之，是因为半夏辛散郁热，桂枝透达肌表，二者配伍可使少阴之邪从经脉而出肌表，共奏宣散郁阳之功。"〔张仲景半夏药对配伍选析，国医论坛，1997；12（3）：6〕半夏与桂枝相伍还见于小青龙汤，然其桂枝之用，虽亦为透达肌表，但重在协麻黄以宣散寒邪，通阳下气。半夏之用则取其辛温以祛痰降逆。

23. 半夏、细辛：此见于小青龙汤。半夏配细辛，半夏辛温而燥，善于化饮降逆，细辛辛温，温肺化饮兼解表邪。二者合用，温肺化饮降逆之功增强。

24. 半夏、黄芩：此见于半夏泻心汤等方。半夏辛温，黄芩苦寒，两者相伍，辛开苦降，主要用于中焦寒热错杂或湿热互结者，如半夏泻心汤、黄芩加半夏生姜汤，有辛开苦降之用。重用半夏，取其味辛能通能开，辅以黄芩取其味苦能泄能降。苦辛兼施，则泄中有开，通而能降，共收通阳散结，宣畅气机，恢复中焦气机斡旋之功。如属湿热互结者，只苦寒清热则更伤脾阳而致邪恋不解，但温燥除湿则反易助热，故以半夏、黄芩辛开苦泄，两解湿热。叶天士"湿热之邪，非辛不通，非苦不降"之说，即是对仲景苦辛法而言。《药对论》说："半夏辛温性燥，乃足太阴脾经、足阳明胃经之药，入脾能化饮祛痰，入胃能降逆止呕。黄芩苦寒，善入肺经，苦燥肺中之痰，寒清肺中之热。'脾为生痰之源，肺为贮痰之器'。二药配对，相辅相成，有清肺化痰、燥湿降逆之功，具脾肺同治、标本兼顾之用意。

和胃止呕，见于小柴胡汤。若取此药对与柴胡配伍同用，则既有清少阳邪热之力，又有和胃止呕之功。

25. 半夏、瓜蒌：半夏辛温，化痰开结，瓜蒌凉润涤痰，甘寒清泄而散结，两相配伍，瓜蒌可助半夏荡涤痰实，又能制其辛燥之性，以成涤痰开结之用。能开能降，助阳化湿，以达涤痰开结之目的。如小陷胸汤治疗痰热互结于心下之小结胸证，瓜蒌薤白半夏汤通阳散结涤痰治疗"胸痹，不得卧，心痛彻背"者。然其二方，前者属痰热，故伍以黄连，后者属寒痰浊饮，故伍以薤白、白酒辛温通阳。

26. 半夏、石膏：此见于竹叶石膏汤。石膏辛寒，善于清泄胃热，半夏辛温，功能化饮降逆，两者合用，则清胃化饮降逆之功加强。《金匮要略》越婢加半夏汤也用此药对。《药对论》说："石膏辛甘大寒，善入肺胃二经，既可清泻阳明之邪热，又可泄降太阴之痰热。半夏辛温，本脾胃经药，功专燥湿化痰、降逆和胃。石膏配半夏，以石膏清泄肺胃，以半夏降逆化痰，二药相使使用，既可清胃降逆，又能清肺化痰，有肺、胃兼治之妙。"《伤寒论》竹叶石膏汤亦有此药对，有清热降逆之用。

27. 芍药、白术：此药对见于真武汤、附子汤等方，其用重在健脾化湿。芍药酸寒，柔肝和阴，为肝家要药，解急疼痛之佳品。白术甘温，健脾化湿，为健脾燥湿之要药，治湿盛腰痛之佳品。两药都可利水化湿，芍药是调理肝气以利水，白术乃健脾运土以燥湿。两药相配，既协调肝脾，使肝气柔畅，脾气健运，利水化湿，也有相反相成之意，使白术不燥，芍药不敛。

28. 地黄、阿胶：此见于炙甘草汤。地黄味甘微苦性寒，有养血清热和滋阴补肾的作用；阿胶甘平，有补血、滋阴、润肺、止血之用。二药配合，滋阴养血之用加强。阿胶助地黄以补，《伤寒论方解》说："仲景在黄土汤、芎归胶艾汤和炙甘草汤里都用到地黄并配以阿胶，其意义不仅取其补血、滋阴，且取其止血、止痛。又古法用地黄，多用酒煎，炙甘草汤和芎归胶艾汤都是用水加清酒煎煮，所谓'地黄得酒良'，殆具有深意。"

29. 当归、桂枝：此见于当归四逆汤及其类方，治厥阴病之血虚寒凝之厥证。"手足厥寒，脉细欲绝者，当归四逆汤主之。"方中当归辛甘温，养血补血；桂枝辛甘温，散寒通脉。二药相伍，有利血脉以散寒邪之功，调营卫以通阳气之效。《药对论》说："当归主入血分，味甘而质重，专能补血，气轻而味辛，又可行血，故血虚者能用，血瘀者亦能用。桂枝主入气分，辛甘而气厚，气厚则助热，味辛则通阳，甘则补虚，故阳遏者能用，阳虚者亦能用。二药合用，为气血配对，内涵动静二用之意。其补中有行，行中有补，既可补血温经，又可通阳行血，为血虚寒凝者所宜。盖脉者血之府，血盈则脉畅，血虚则脉滞；又血得热则行，得寒则凝，故用当归可补血行血，桂枝以温经通脉，使血虚寒凝之证悉除。"

30. 杏仁、葶苈子：大陷胸丸中用杏仁、葶苈子相伍，旨在泻肺利气，使肺气开豁，水之上源通畅，其凝结高位之邪随之泻下，荡涤无余。《伤寒论方解》说："《本经》说杏仁主'咳逆上气'，甄权说葶苈'疗肺壅上气咳嗽，止喘促，降胸中痰水'。可见这两味下气利水，其治在膈上，与硝、黄、甘遂配合使用，用治胸中积水较为切合。"

《施今墨对药》说："杏仁辛甘质润，温而不燥，宣肺平喘；葶苈子苦温沉降，辛散开壅。杏仁以宣肺平喘为主，葶苈子以泻肺平喘为要。二药伍用，一宣一泻，哮喘则平。"此又是其另一功效，如祝谌予五子定喘汤，祝谌予说："治喘先治痰，治痰宜调气。""调气，取杏仁、葶苈子，盖杏仁宣肺平喘，葶苈子泻肺行水，一宣一泻，气机通调，哮喘自平矣。"

《肘后方》葶苈散亦杏仁、葶苈子相伍，用于治疗水肿、腹水，以葶苈子泻肺行水，杏仁宣肺降气，参合为用，水道通调，腹大水肿可消。（《施今墨对药》）

31. 吴茱萸、人参：吴茱萸与人参相伍成对始见于吴茱萸汤。吴茱萸辛苦而温燥，入肝、脾、胃经，有暖肝开郁、温脾燥湿、降逆止痛等功用；人参补虚之上品，甘温补气。二药同用，温中寓补，功专散寒补虚，既可温肝，又可暖脾，更有温降肝胃之用，可用于治疗胃中虚寒之"食谷欲呕"和肝寒犯胃之"干呕，吐涎沫"，或肝寒上犯之巅顶疼痛；也可用于肝胃虚寒之吐利、厥逆。

32. 吴茱萸、当归：此见于当归四逆加吴茱萸生姜汤。当归以养血，吴茱萸以温肝，合用有温肝散寒、养血通脉之功，治血虚寒凝之厥证及"内有久寒"者。

《金匮要略》温经汤则用以温经止痛。《药对论》说："吴茱萸辛苦大热，归经肝、脾、胃、肾，除能温中散寒，燥湿止呕、疏肝止痛外，尚能下行温肝肾而暖胞宫，治疗血寒经闭、行经不畅及腹痛等。当归味甘而重，辛而气轻，补血之中又能行血，最为妇科养血调经所常用，而有'妇科专药'之称。二药同用，吴茱萸温散，当归行血以助之；当归温补，吴茱萸温经以行之，相辅相助，温经活血、调经止痛之功甚著，为妇人胞宫虚寒之月经衍期、量少而黑、少腹冷痛等证所宜。"

33. 附子、芍药：附子大辛大热，入于气分，走而不守；芍药酸敛性寒，入于血分，有补虚和营，缓急止痛之功。二药伍用，一气一血，一肾一肝，一刚一柔，一燥一润，一走一守，刚柔相济，燮理阴阳，相互制约，相互促进，调气血、理气机、调寒温、理虚实、散恶血、破坚积，开痹止痛之力益彰。《施今墨对药》说："附子、白芍伍用，出自张仲景《伤寒论》，其中第317条通脉汤加减方言：腹中痛者去葱加芍药。此为阴盛格阳真寒假热证中附子配白芍的论述；第318条四逆散加减方言：有腹中痛者加附子1枚。此为热郁于内、阳气不能外达证中附子配白芍的记载。""附子配白芍，有补偿制约效应，如真武汤温阳利水主用附子，但须配以白芍，附子毒性烈性，使全方祛邪而不伤正。"

34. 附子、黄连：附子、黄连伍用，出自张仲景《伤寒论》附子泻心汤、乌梅丸。附子泻心汤治热痞而表虚，用黄连泄热消痞，附子温卫固表，寒热异其性，功则各奏。乌梅丸治厥阴病寒热错杂证，或见蛔厥，也是寒热并用，各建其功，治蛔厥则为温脏安蛔。

《施今墨对药》说："附子辛温大热，其性走而不守，上能助心以通脉，中可温脾阳以散寒止痛，下可补肾阳以益火；黄连苦寒，上清心火，中清胃火，泻热燥湿。附子以补为主，黄连以泻为要。二药伍用，一寒一热，一补一泻，相互制约，相互为用，辛开苦降，温阳助清解，泻火护心阳之妙。"

35. 枳实、厚朴：此药对见于大承气汤、小承气汤、麻子仁丸等方中，枳实苦寒，下气宽中消痞，能疏气结，主治胸胁痞坚；厚朴苦温，行气消痞除满，能消痰下气，主治胸腹胀满。枳实、厚朴同用，可治宿食停滞，胸腹痞满。《伤寒论方解》说："假使只要疏理胸腹的痞满而不一定要泻下，那就可用栀子配枳、朴。如要祛除宿食停滞，那就得配以大黄。小承气和栀子厚朴汤的区分就是前者有泻下作用而后者只有除烦疏通作用而已。"

36. 茯苓、猪苓：此药对见于五苓散、猪苓汤。二者皆为淡渗利湿之品，但茯苓可补可泻，利中有补；猪苓则利水力强而无补益之功，两者相伍，可治水湿内停的各种病证。

37. 茯苓、人参：见于附子汤。人参甘温，最善健脾益气，扶正补虚；茯苓甘淡平，利水渗湿，健脾安神，可补可泻，利中有补。二药相伍，可防人参壅滞之弊，具补而不滞，补中寓利之妙。人参能大补元气，益脾气，故适用于脾气不足之证，是时常配茯苓等药，如四君子汤。

38. 桂枝、生姜：桂枝与生姜相伍始见于桂枝汤，桂枝辛甘发散，解肌祛风，温通卫阳；生姜辛温，佐桂枝发散风寒以解肌，并可和胃化饮，降逆止呕。二药相须而用，有协同作用。《药对论》说："桂枝辛甘温，功专解肌祛寒，温经通阳；生姜辛而微温，也具发汗解表之功。二者相须合用，以加强发汗作用，用于外感风寒、无汗身疼之证。桂枝与生姜又均可走里，以生姜温胃散寒，蠲除水饮为主，桂枝温通阳气为辅，配对使用时，尚具有较佳的温散胃中寒饮之功，对于胃寒或胃中停饮所致的胃脘疼痛、泛吐清水、呕恶呃逆之证，也较常用。"此说前者可见于桂枝汤、桂枝新加汤，后者可见于茯苓甘草汤、小建中汤等。

39. 桂枝、石膏：桂枝发汗解肌，善祛风寒，能治风寒表证；石膏清热泻火，善清内热。二药相伍，一表一里，一温一寒，表里同治，寒热分治，常用于治疗风寒表证未罢，而兼口渴、烦躁之里热者。如大青龙汤、桂枝二越婢一汤中皆有此药对。

40. 桂枝、芍药：桂枝辛甘温属阳，善通阳气，能升能散，以入气分为主，兼入血分；芍药苦平，微酸微寒属阴，善和营益阴，能收能敛，平抑肝阳，利水气，主入血分，兼入气分。桂枝与芍药相配，相反相成，对人体的营卫、气血、阴阳起调节作用。具体地说，主要有以下几个方面。

(1) 调和营卫：桂枝通卫阳以解肌；芍药和营阴，治寒热而敛汗，这是调和营卫的功能。桂枝温经散寒，解肌发表，芍药能和血脉收阴气，桂枝芍药相伍，则一收一散，调和营卫，能使表邪得解，里气以和，此为桂枝汤之用。吴谦说："桂枝君芍药，是于发散中寓敛汗之意，芍药臣桂枝，是于固表中有微汗之道焉。"可见桂枝与芍药相伍，则刚柔相济，散中有收，开中有合，使表证得解，营卫调和。桂枝发汗解肌，芍药敛阴和营，两者同用，能调阴阳，和营卫，用于太阳中风脉缓有汗的表证，在杂病和养剂中藉此能调和营卫，导达经脉，如表虚自汗，时有微寒微热，脉缓或久痹不利者宜之。《本草述钩元》说："桂能引真阳而通血脉，故合于芍药以和营卫。"《本草述》说："桂枝辛甘，能散肌表寒风，又通血脉，结合于白芍，由卫之固以达营，使其相和，而肌解汗止也。"

（2）调和气血：桂枝温通阳气以推动血脉之运行；芍药养血、益阴、缓急，制肝气之横逆，这是调和气血的功能，以桂枝新加汤为代表。桂枝茯苓丸与温经汤中的桂、芍相配，亦起调和气血的作用。

（3）调整阴阳：桂枝（肉桂）温振阳气，益火之源；芍药能益肝脾真阴，滋润肝脾，柔肝缓急，这是调整阴阳的功能。小建中汤与桂枝龙牡汤中的桂、芍相配，起调整阴阳的作用。

《医著选读》指出，"桂枝和芍药的用量是相等的，若用量不等，则不得称为桂枝汤。"是以桂枝、芍药剂量之变更，功效则不同，一般认为：桂枝与白芍之比为 1∶1 时，能调和营卫，如桂枝汤；其比为 1∶2 时，能温中缓痛，如小建中汤、桂枝加芍药汤；其比为 5∶3 时，能温经祛寒，降逆平冲，如桂枝加桂汤；其比为 3∶4 时，能调和营卫，兼以敛阴，如桂枝新加汤。

41. 柴胡、黄芩：此是小柴胡汤之主药，功能和解少阳以清解少阳之邪热。柴胡气质轻清，味苦最薄，性微寒，主升散，善疏散少阳；黄芩苦寒，气味较重，善清肝胆之热。两者相伍，共奏和解少阳，疏肝解郁、清肝利胆、和解枢机之功。构成柴胡剂中最有代表意义的药对。《伤寒论方解》说："柴胡是解热药，与黄芩配伍，适用于往来寒热，口苦，脉弦数的证候。"

42. 柴胡、芍药：柴胡性辛散而主入气分，疏泄肝气又善和肝气；芍药滋养肝血善补肝体。二药相伍，疏柔相济，阴阳结合，体用兼顾，以芍药之柔以制柴胡过于辛散，不致疏泄太过而耗伤肝阴；芍药得柴胡之疏泄，补肝体阴血又不致郁遏肝气，是治肝气郁结、阴血俱虚之常用药对，方如四逆散。

43. 黄芩、半夏：此见于半夏泻心汤及其类方。黄芩味苦性寒，善清热燥湿、泻火解毒；半夏辛温而燥，能化痰散结、和胃降逆。两者相伍，相辅相成，辛开苦降，功能舒理胃肠气机，为调理胃肠气机的基本药对。

44. 黄芩、芍药：此出于黄芩汤，用以治少阳邪热迫肠之下利。黄芩苦寒，芍药苦酸寒，养阴清热。黄芩与芍药相伍，清热坚阴。《药对论》说："黄芩配芍药，始见于《伤寒论》黄芩汤，仲景用此调治太阳少阳合病而见下利腹痛证。黄芩苦寒，解少阳清大肠，配芍药酸苦，敛阴和营、缓急止痛，共奏清热止痢、坚阴止痛之功。也有谓其一泄大肠之热，一益太阴之虚，苦坚酸收以坚敛肠胃之气。后世治疗热痢腹痛，每以此为基本方进行加减化裁。"有谓"此方遂为治痢祖，后人加味亦更名"，张洁古在此方基础上化裁成芍药汤，通因通用而治痢疾。

45. 黄连、黄柏：黄连、黄柏相伍成对见于治热利下重之白头翁汤。黄连清热解毒，黄柏清利湿热，二药同用，清热解毒，坚阴止痢，用治热毒赤痢。《药对论》说："黄连、黄柏同为清热燥湿、泻火解毒类药，二者相须配对，可起协同作用以增强疗效。黄连苦寒，苦燥湿，寒胜热，能泄降一切有余之湿火，为治痢止呕要药。黄连得黄柏相助，功专于下，加强清热燥湿、解毒的作用，清肠止痢，独有宏功。临床最常用于热毒赤痢之证。如刘完素说：'盖治痢惟宜辛苦寒药，辛能发散，开通郁结，苦能燥湿，寒能胜热，使气宣平而已，诸苦寒药多泄，惟黄连黄柏性冷而燥，能降火去湿而止泄痢，故治痢以之为君。'"

46. 黄连、乌梅：此药对见于乌梅丸。此治厥阴病上热下寒证及蛔厥，有谓蛔虫"得酸则静，得苦则下"，酸苦相得则可安蛔。陈亦人在《伤寒论求是》中指出："其实制蛔仅是乌梅丸作用的一个方面，未免举小失大，前辈医家程郊倩就曾提出：'名曰安蛔，实是安胃，故并主久利……见阴阳不相顺接，厥而下利之证，皆可以此方括之也。'"柯韵伯说："仲景此方，本为厥阴诸证之法，叔和编于吐蛔条下，令人不知有厥阴之主方，观其用药与诸证相合，岂止吐蛔一症耶！"（《伤寒来苏集》）是知乌梅丸为治厥阴上热下寒证的主方，功能清上温下、土木两调。方中重用乌梅，敛肝阴而制木火之横逆上亢；黄连以清热坚阴。同用之，则两调肝脾。

47. 麻黄、葛根：麻黄与葛根相伍出于葛根汤，谓"太阳病，项背强几几，无汗恶风者葛根汤主之"。"太阳与阳明合病，必自下利，葛根汤主之"。此麻黄与葛根相伍，旨在发汗解表，升津濡经，以治项强。另葛根尚有升清鼓胃的作用，是方亦能发汗解表，升清止利而治二阳合病之下利。方中葛根，甘辛微凉，有解肌退热之功，常与解表药发挥协同作用，能升津液，舒经脉，以疗项背拘急，能入脾胃，能升发清阳而止泻利。麻黄辛温，发汗解表，二药同用，发汗解表，升津舒经，治表实无汗兼项强。《药对论》说："麻黄性温辛散，乃太阳经药，功能开闭发汗善解在表之风寒。葛根性凉味辛甘，归经脾、胃，擅发汗解肌退热、升发阳明之清气而生津止渴。二药合用，相使配对，可加强升散发汗、解表祛邪作用，宜用于外感风寒、卫气郁闭、经脉阻滞、津液不布、肌腠失濡所致的发热无汗、恶寒恶风、项背强直不柔和等。"《药对论》又说："本药对又有太阳、阳明并治之用。麻黄走太阳，发汗解表，祛寒散风；葛根入阳明，解肌升清，止渴止利。二者配合，宜用于外感风寒、邪气内迫于阳明之恶寒无汗、发热口渴、下利等证，即所谓太阳阳明合病。如《伤寒论》葛根汤方以此二药为主组成，方治太阳阳明合病见下利者所设。"

此属《伤寒论》一方多证之例，由葛根既能升津舒经，又能升清而鼓胃气之一药多能所致。

第三节 后世"药对方"选介

在仲景方的影响下，后世药对方很多，现仅举其要者介绍之一二。

1. 二气汤：方出《圣济总录》卷七十九，由牵牛子半两（生用）、甘遂（微炒）一钱组成，上为粗末，分作二服，每服水一盏，煎至五分，放温细呷，不拘时候。方中牵牛子功能利水通便，祛痰逐饮，消积杀虫；甘遂泻水逐饮，破积通便。二药相伍，逐水通便消肿，主治水肿腹满。《普济方》亦载有此方，但无方名，谓："治水肿腹满，甘遂（炒）二钱二分，黑牵牛一两半，为末，水煎，时时呷之。"《本草新编》说："甘遂，逐水湿而功缓，牵牛逐水湿而功速，二味相配，则缓者不缓，而速者不速矣。"《中华本草》："牵牛子既能利尿，又能泻下，可使水湿之邪从二便排除。其逐水之力虽略缓于甘遂、大戟、芫花，但仍属峻下之品，故以治水湿停滞而正气未衰者为宜。"

2. 二母散：方出《医方考》，由知母（炒）、贝母（炒）组成，上药各等份，为末服。方中知母清热泻火，滋阴润燥，止渴除烦；贝母清热润肺，化痰止咳，散结消肿。二药同用，清热化痰，润肺止嗽。《药品化义》主治肺热咳嗽，不能服补气之剂者；或阴虚燥咳痰稠者。贾所学说："知母……与贝母同行，非为清痰，专为滋阴。"《中华本草》说："贝母，用于肺虚久咳，燥热咳嗽及肺痈等证……燥热咳嗽，常与知母同用，以清热润燥、化痰止咳，如《急救仙方》二母散。"《准绳·类方》卷二引《局方》，亦载二母散，由知母、贝母各等分组成，上为细末，临睡时白汤调，温服。主治咳嗽，痰壅喘急。《成方切用》谓："用贝母化痰泻肺火，知母滋肾清肺金，取其苦寒胜热，润能去燥也。"

3. 二至丸：方出《医方集解》，女贞子一斤，冬至日采，不拘多少，阴干，蜜酒拌蒸，过一夜，粗袋擦去皮，晒干为末，瓦瓶收贮。或先熬旱莲草膏，旋配用。墨旱莲一斤，夏至日采，不拘多少，捣汁熬膏，和前药为丸。一方加桑椹干为丸，或桑椹熬膏和入。现代制法：以上二味，女贞子粉碎成细粉，过筛。旱莲草加水煎煮二次，合并煎液，滤过，滤液浓缩至适量，加炼蜜60克及适量的水，与上述粉末泛丸，干燥即得。每服9克，温开水送下，一日2次。功用：补肝益肾，滋阴止血。主治：肝肾阴虚证。方中女贞子甘苦凉，滋肾养肝为君，配以甘酸寒之墨旱莲，养阴益精、凉血止血为臣，二药相伍，补肝肾而益阴血，补腰膝而乌须发，故常用于肝肾阴虚者。方名二至者，取女贞子冬至日收，墨旱莲夏至日收之义。汪昂说："此足少阴药也。女贞甘平，少阴之精，隆冬不凋，其色青黑，益肝补肾；墨旱莲甘寒，汁黑入肾补精，故能益下而荣上，强阴而黑发也。"（《医方集解》）现代药理研究表明：女贞子能增强免疫功能，抗炎，抗变态反应；墨旱莲亦可增加冠状动脉血流量，增强耐缺氧能力，并能抗凝，促纤溶。二者相合，具有增强免疫功能，抗血栓形成，降血脂，抗氧化，防衰老等作用。

4. 二妙散（丸）：方出《丹溪心法》，又名苍术散，方由黄柏（炒）、苍术（米泔水浸，炒）组成。为末即散，亦可为丸，即二妙丸。方中黄柏苦寒清热，苍术苦温燥湿，二药合用，具有清热燥湿之效，用于湿热下注所致诸证，如湿热相搏，着于下肢，阻滞经脉，则见足膝红肿疼痛；湿热不攘，筋脉弛缓，则为痿证；如湿热下注前阴，则病带下浑浊，或下部湿疮；小便短黄，舌苔黄腻等。现代药理研究表明：方中黄柏具有抗多种病原微生物和降压作用；苍术具有利尿、降血糖作用，尚有一定的扩血管和镇静作用。

《医学正传》于本方加川牛膝为丸，名三妙丸；《成方便读》加薏苡仁、牛膝为丸，名四妙丸。二妙丸、三妙丸、四妙丸三方均用黄柏、苍术苦燥以治下焦湿热，二妙丸为燥湿清热的基本方；三妙丸为二妙丸加牛膝，牛膝既可补肝肾、强筋骨，又能通利筋脉，引药下行，使药力专于下焦，所以三妙丸除下焦湿热的作用较强；四妙丸即三妙丸再加薏苡仁，薏苡仁入阳明，利筋络而除湿热，故四妙丸利湿清热作用尤佳，适用于湿热下注所致的痿证及两足麻木肿痛等。

5. 二冬膏：方出《张氏医通》，方由天冬（去心）、麦冬（去心）等分制膏。方中天冬润燥滋阴，清肺降火；麦冬清养肺胃，生津除烦。二冬合用，功能养阴润燥，主治肺胃燥热，咳嗽痰涩之证。

6. 二参汤：方出《外科大成》卷三，方由人参、元参各二钱或五、七钱组成，水煎服。方中人参益胃气，生津液；元参滋阴液，降虚火。二味合用，既可补益胃气，亦能清降虚火，并且益气而不助火，降火而不伤气，功能益气生津，滋阴降火，主治胃气不足，虚火上炎所致之牙衄，其血色淡而渗流不止者。但牙衄一证，有属于胃经实火者，也有属于肾阴不足虚火上浮者。如确属胃经虚火上炎者，方可用本方治疗。彭怀仁说："由于本方具有益气养阴

之功，凡温病后期气阴两虚，神疲食少，舌干无津者，亦可用其治之。"（《中国医学百科全书·方剂学》）

7.二姜丸：方出《和剂局方》卷三（吴直阁增诸家名方），方由干姜（炮）、高良姜（去芦头）各等份组成，上为细末，面糊为丸，如梧桐子大，每服十五丸至二十丸，食后橘皮汤送下。方中干姜辛热，善温中散寒，助脾胃阳气，《中华本草》谓："如脘腹冷痛，常与高良姜配伍，以增强温中散寒之功。"高良姜温中散寒，理气止痛，《中华本草》谓："凡中焦寒凝，或冷物所伤，脘腹冷痛者，可与干姜相须而用，益增温中止痛之效，如《局方》二姜丸。"二药相伍，养脾温胃，温中散寒，去冷消痰，宽胸下气，理气止痛，主治心脾疼痛，一切冷物所伤。《外台秘要》载："治脾寒疟疾，干姜、高良姜等分，为末，每服一钱，水一盏，煎至七分服。"

8.二草丹：方出《杂病源流犀烛》卷十七。由金陵草（即墨旱莲）、车前草各等份组成，上药取鲜草捣汁，每空心服三杯，愈乃止。主治溺血。墨旱莲补益肝肾，凉血止血。《本草求真》谓其"为止血凉血要剂"。《本草述》谓其"疗溺血及肾虚变为劳淋"。《中华本草》说："用于各种出血证。旱莲草性凉入血分，善凉血止血，又能滋阴清热，为治血热出血者所常用。可单味捣汁饮……衄血，尿血等。血淋配车前草、大小蓟、茅根等。"《得宜本草》谓旱莲草"得车前治溺血"。车前草清热利尿，凉血解毒，主治热结膀胱，小便不利，淋浊带下……治疗淋证及尿血等证。《药性论》谓其"治血尿。能补五脏，利小便，通五淋"。《中华本草》说："车前草甘寒滑利，长于清热利尿……血淋、尿血，每与凉血散瘀止血之生地黄、旱莲草、藕节、小蓟等捣汁饮。"二药伍用，相互促进，利尿、行水、清热、止血的力量增强。《简便单方》亦载：治尿血："车前草叶三四棵，金陵草叶三四棵，二味共捣自然汁一盏，空心饮之。"

9.二海丸：方出《证治准绳》卷五，方由海藻、昆布组成，上二味，各酒洗，晒干，各等份。上为末，炼蜜为丸，如杏核大，稍稍咽汁。又用海藻洗净，切碎，油醋熟，作常菜食之。主治气瘿。功能软坚散结，治疗气瘿。海藻咸寒，消痰软坚，利水退肿，主治瘿瘤，瘰疬，癫疝，脚气浮肿。《神农本草经》谓其"主瘿瘤气，颈下核，破散结气"。《中华本草》说："用于瘿瘤，瘰疬，癫疝。海藻咸能软坚，消痰散结，为上述诸证所必用，与昆布相须，其效更著。"昆布咸寒，消痰软坚，利水退肿，主治瘿瘤，瘰疬，癫疝，噎膈，脚气水肿。《名医别录》谓其"主十二种水肿，瘿瘤聚结气，瘘疮"。《得宜本草》说："得海藻，治瘿气、结气。"《中华本草》说："用于瘿瘤，瘰疬，癫疝。昆布味咸，功能消痰软坚，故善治上述诸证，与海藻相须而用可增强疗效。"二药性味、功效基本相同，故相须而用，其功益彰，消痰破结、软坚散结、消瘰化瘤之力增强。

10. 二精丸：方出《圣济总录》卷一九八，由黄精（去皮）、枸杞子各二斤组成，上二味，于八九月间采取，先用清水洗黄精一味，令净。控干细锉，与枸杞子相和，杵碎拌匀，阴干再捣，罗为细末，炼蜜为丸，如梧桐子大，每服三五十丸，空心，食前温酒下。功能助气固精，保镇丹田，活血驻颜，长生不老。黄精、枸杞子皆为补益药，甘平质润，具有补益精气，滋润阴血之功，为滋补常用之品。黄精润肺滋阴，补外耳道益气《本草纲目》谓其能"补诸虚""填精髓"，《本草便读》谓"此药味甘如饴，性平质润，为补养脾阴之正品"；枸杞子滋实肝肾，明目润肺，《本草纲目》谓其能"滋肾、润肺、明目"。二药相须为用，则滋补之力更强。人以精气为本，服此能精气充沛，阴血自生，故能驻颜益寿。是知此是一个保健方。另现代研究二者都有降血脂作用，可提高人体的免疫力。

11. 二鲜饮：方出《医学衷中参西录》，方由鲜茅根四两（切碎），鲜藕四两（切片）组成，煮汁，常常饮之。用治虚劳证，痰中带血。原书谓："茅根善清虚热而不伤脾胃，藕善化瘀血而兼滋新血，合用之为涵养真阴之妙品。且其形皆中空，均能利水，血亦水族，故能引泛滥逆上之血徐徐下行，安其部位也。"又说："至于藕以治血证，若取其化瘀血，则红莲者较优。若用以止吐衄，则白莲者胜于红莲者。"左言富说："《日用本草》说'凡呕血、吐血、瘀血、败血，一切血证皆宜之。'二味合用，共凑清热凉血、止血

化瘀的功效。"(《中国医学百科全书·方剂学》)

12. 天麻丸：方出《普济方》，方由天麻半两，川芎二两组成，上药为末，炼蜜丸如芡实大，每食后嚼一丸，茶酒任下。方中天麻息风止痉，平肝阳，祛风通络，《本草纲目》说："天麻乃定风草，故为治风之神药。"《本草汇言》谓天麻"主头风，头痛，头晕虚旋，癫痫强痉，四肢挛急，语言不顺，一切中风，风痰等证。"《中华本草》说："天麻为治疗眩晕，头痛之要药"。川芎辛温，活血祛瘀，行气开郁，祛风止痛。《珍珠囊》谓其"散诸经之风""治头痛、颈痛""上行头角，助清阳之气，止痛；下行血海，养新生之血，调经"。《中华本草》说："川芎辛温升散，性善疏通，上行头目，旁达肌腠，能祛风气，散寒湿，祛风止痛之效颇佳，尤以头痛最为常用。""近年来临床常用川芎治疗冠心病、心绞痛、缺血性脑血管疾病等，取得满意效果。"二药合用，功能消风化痰，清利头目，宽胸利膈。《赤水玄珠》说："川芎得天麻则止头眩。"《中华本草》说："天麻还可治疗偏正头痛，常与川芎、蔓荆子、荆芥等祛风活血止痛药同用。"主治心忪烦闷，头晕欲倒，项急，肩背拘倦，神昏多睡，肢节烦痛，皮肤瘙痒，偏正头痛，鼻齆，面目虚浮等证。

13. 五味子散：方出《普济本事方》卷三，方由五味子（拣）二两，吴茱萸（细粒绿色者）半两组成，上二味同炒香熟为度，细末，每服二钱，陈米饮下。方中吴茱萸温中散寒，五味子酸敛固涩，二药合用，功能温里散寒，涩肠止泻。临床常用于肾泻。合补骨脂、肉豆蔻、生姜、大枣等为丸，则为四神丸，主治脾肾虚寒之五更泄泻。

14. 乌梅豉汤：方出《外台秘要》，由豆豉（绵裹）七合，乌梅（擘）十四枚组成，上二味，以水四升，煮乌梅取二升半，纳豉更煮，取一升半，温分再服。方中豆豉辛甘微苦寒，功能解表除烦，且能宣邪畅中，《本草汇言》称："此药乃宣郁之上剂也，凡病一切有形无形，壅胀满闷，停滞不化，不能发越致疾者，无不宜之。"乌梅生津除烦，《本草经疏》谓："酸能敛虚火，化津液。"二药合用，生津宣郁除烦，主治大病瘥后，虚烦不得眠，腹中疼痛懊懵者。

15. 乌贝散：方出《中医药文献研究摘要》，方由海螵蛸（即乌贼骨）去壳85%、浙贝母15%组成，以上二味，粉碎成细末，喷入芳香剂，加陈皮油、桂皮油等（或不加亦可），混匀，过筛，即得。每服3克，一日3次，空腹时服。若溃疡面较大，病情较重者，可适当增加剂量。方中海螵蛸收涩止血，制酸止痛，收湿敛疮；浙贝母清热化痰，降气止咳，散结消肿。二药相伍，功能制酸止痛，收敛止血。主治胃痛吐酸，胃和十二指肠溃疡。胃脘疼痛，时作时止，反复发作，尤其空腹时作痛，并有压痛，或伴见泛酸嗳气、恶心、呕吐，甚则呕血，黑便者。

16. 乌及散：方出《中医药文献研究摘要》，方由乌贼骨3克、生白及6克组成，上药各研为细末，和匀。每服3克，饭后二小时服，一日三次。方中乌贼骨收涩止血，制酸止痛，收湿敛疮；白及苦甘涩微寒，收敛止血，消肿生肌。《中华本草》说："白及质黏性涩，有良好的止血效果，主要用于肺、胃出血，因其兼有补肺及收敛生肌之功，故对肺损咯血、溃疡病出血者尤宜，不但能止血，且有促进病灶愈合的作用……用于胃和十二指肠溃疡病出血，与乌贼骨相伍，名乌及散，有止血及促进溃疡愈合之功。"二药相伍，功能制酸止血，消肿愈疮。主治胃和十二指肠溃疡病，呕吐酸水或合并出血者。《山东中医药手册》载："治胃出血，海螵蛸15克，白及18克，共研细末，每次服4.5克，日服3次。"亦是乌及散之制剂。

17. 六一散：方出《伤寒标本心法类萃》卷下，方由滑石六两，甘草一两组成，上药为末。孙美珍等说："方中滑石味淡性寒，重镇而滑，淡能渗湿，寒能清热，重能下降，滑能利窍，故能上清水源，下利膀胱水道，除三焦内蕴之湿热，使从小便而出，以解除暑湿之邪，以为君药。少佐甘草和其中气，又可缓和滑石之寒滑太过。二药相配，共凑清暑利湿之效。使内蕴之暑湿从下而泄，则热可退，渴可解，利可止。两药之用量为六与一之比，调成散剂，故名为六一散。"（《中国医学百科全书·方剂学》）《现代临床方剂学》说："本方药虽二味，却具巧思，有清热而不留湿、利水而不伤阴之妙，为治疗暑湿病的常用方。但本方毕竟药少力薄，故暑湿重者还当与其他方药配合使用。"

《伤寒直格》于本方加入辰砂名为益元散，加入青黛名为碧玉散，加入薄荷名为鸡苏散。六一散、益元散、碧玉散、鸡苏散四方均以滑石、甘草二味为主药，具有祛暑利湿的作用，用于暑湿轻证。六一散单纯祛暑湿，用于暑湿轻证而无兼证者；益元散具有宁心安神作用，用治暑湿证兼心神受损，兼见心悸怔忡，失眠多梦者；碧玉散兼有清泄肝胆作用，用治暑湿证兼有肝胆郁热者；鸡苏散兼有辛凉解表功用，用于暑湿兼有表热者。

18. 甘遂散：方出《圣济总录》，方由甘遂一两（炒）、木香一分组成，上二味，捣罗为散，每服一钱匕，温蜜酒调下，不拘量。方中甘遂苦寒，泻水逐饮，破积通便，《本草经疏》谓其能"利水道谷道"。《本草崇原》说："水道利则水气散，谷道利则宿积除，甘遂行水气而通宿积，故利水谷道。"木香辛苦温，行气止痛，调中导滞。二药同用，行气导滞通便，可治大便不通。

19. 石韦散：方出《圣济总录》，方由石韦（去毛）、槟榔（锉）组成，上二味，等份，捣罗为细散，生姜汤调下二钱匕。方中石韦利水通淋，清肺化痰，《中华本草》谓："用于痰热咳喘。石韦能清肺泄热，以化痰止咳平喘。"《得配本草》谓石韦"配槟榔、姜汤，治气热咳嗽"。槟榔苦辛温，能降逆气，张景岳在《本草正》中说："此物性温而辛，故能醒脾利气，味甘兼涩，故能固脾壮气，是诚行中有留之剂。"二药同用，清肺化痰，降逆止嗽。主治咳嗽。

20. 左金丸：方出《丹溪心法》，方由黄连六两（姜汁炒），吴茱萸一两（盐水泡）组成，上为末，水泛丸。方中重用黄连之苦寒泻火，降逆止呕；少佐吴茱萸之辛温，开郁散结，下气降逆。二味相合，一清一温，辛开苦降，相反相成。故本方具有辛开苦降泄肝和胃的作用。用于肝失调达，郁而化火，胃失和降，逆而上冲，以致胁痛、脘痞，吞酸，呕吐泛恶，嘈杂嗳气，口苦舌红，脉弦数苔黄等证。《现代临床方剂学》说："方中重用苦寒之黄连为君，其作用有两个方面。其一，黄连清泻心火以泻肝火，肝火得清，则不横逆犯胃；其二，黄连善清胃火，胃火得清，则胃气自降。标本兼顾，一举两得。故黄连对肝火犯胃之呕吐吞酸尤为适宜。肝经郁火，若纯用苦寒降泄，又恐郁结不开，故少佐辛热疏利之吴茱萸，其性辛热，开郁力强，佐于大剂寒凉药中，非但不会助热，且使肝气条达，郁结得开；又吴茱萸下气最速，可助黄连和胃降逆，而且其性辛热，能制黄连之苦寒，使泻火而无凉遏之弊，一药而佐使之功俱备。合而成方，共凑清泻肝火，降逆止呕之功。"现代药理研究表明，黄连有抗菌、解热、消炎作用，吴茱萸有镇吐、镇痛、抗菌之用，二药合用，具有止呕、抗菌、消炎、解热、镇痛等作用。

21. 白金丸：方出《普济本事方》，方由白矾三两，川郁金七两组成，二药共为末，糊丸梧桐子大，每服五十丸，温汤下。方中白矾清热消痰，能化顽痰；川郁金疏肝行气以解郁。二药合用，能豁痰开窍。主治癫狂因忧郁而得，痰涎阻塞包络心窍者。《医方集解》亦载有白金丸，方由白矾三两，郁金七两组成，薄荷糊丸，每服一至二钱，日一至二次，主治痰壅内闭，惊痫发狂，神志不清。《外科全生集·新增马氏试验秘方》之白金丸，由白矾（研细）、川郁金（研细）各等份，共和匀，皂角汁为丸，主治喉风、乳蛾。我在临床上每用其治疗癫痫而取得满意效果，但因现对明矾有不同的认识，为谨慎起见，我将比例进行了调整，调为8.5∶1.5。

22. 失笑散：方出《太平惠民和剂局方》卷九，又名紫金丸。方由蒲黄（炒香）、五灵脂（酒研，淘去沙土）各等份组成，共研为末，先用酽醋调二钱，熬成膏，入水一盏，煎七分，食前热服。现用法为研末为散剂，温开水或黄酒冲服；亦可水煎作汤剂，用量酌定。方中五灵脂甘温走肝，蒲黄辛平入肝，二药合用，具有活血祛瘀，通利血脉，散结止痛之功。古人认为本方服用后，病人每于不觉之中诸证悉除，不禁欣然失笑，故名失笑散。

23. 交泰丸：方出《韩氏医通》卷下，原书无方名，据《四科简效方》补入。方由黄连（生用）五钱，肉桂五钱组成，煎百沸，入蜜，空心服。现用法为上药共研细末，水泛为丸，每服1.5～2.5克，睡前半小时温开水送服；亦可作汤剂，水煎服。方中黄连清心以泻上亢之火，肉桂温肾以引火归源，导心火下交于肾。二药同用，功能交通心肾，使心肾相交，临床主要用于治疗心火偏亢，心肾不交之失眠。诚《本草新编》说："黄连、肉桂寒热实相反，似乎不可并用，而实有并用而成功者。盖黄连入心，肉桂入肾也。凡人日夜之间，必心肾两交，而后水火始得既济，水火两分，而心肾不交矣。心不交于肾，则日不能寐，肾不交于心，则夜不能寐矣。黄连与肉桂同用，则心肾交于顷刻，又何梦之不安乎。"

24. 半硫丸：方出《太平惠民和剂局方》，方由半夏（汤浸七次，焙干，为细末）、硫黄（明净好者，研令极细）组成，上等份，以生姜自然汁同熬，入干蒸饼末搅和匀，入白内杵数百下，丸如梧桐子大，每服空心温酒或生姜汤下十五丸至二十丸，妇人醋汤下。方中半夏辛温，除积冷，暖元藏，温脾胃。李时珍在《本草纲目》中说："半夏能主痰饮及腹胀者，为其体滑而味辛性温也，涎滑能润，辛温能散亦能润，故行湿以通大便，利窍而泄小便，所谓辛走气能化液，辛以润之是也。"硫黄味酸性热，补火壮阳，温脾通便。《本草求真》谓"主治老人一切风秘、冷秘、气秘，为补虚助阳圣药"。《中华本草》谓"用于下元虚冷，脾胃虚寒之泄利或便秘。硫黄性热而不燥，内服既可补火助阳散寒，又有温脾疏利大肠之功，故临床上无论是命门火衰，火不暖土之久泻，还是脾肾虚寒，温运无权，传导失司之冷秘，皆可用之"。二药同用，温润助阳，开秘通便。《得宜本草》谓：半夏"得硫黄，治老人虚秘"。《中华本草》亦谓："《局方》治疗老人虚冷便秘之半硫丸，则用硫黄与消痞散结之半夏配伍以温通开秘。"主治心腹疝癖冷气，及高年风秘、冷秘，或泄泻等。

25. 合欢饮：方出《景岳全书》，方由合欢皮、白蔹组成，二味同煎服。方中合欢皮安神解郁，活血消痈，既能治心神不安，又能治内外痈疡，《得配本草》谓其"治肺痈，又能补心脾之阴"。《中华本草》说："用于内外痈疡。合欢皮和血解毒以消痈肿。治疗肺痈，咯吐脓血，可单用本品煎服……肺痈久不愈者，可与白蔹煎服，如《景岳全书》合欢饮。现常与清热解毒、排脓之品如鱼腥草、冬瓜仁、桃仁等同用，疗效更佳。"白蔹苦辛微寒，功能清热解毒，散结止痛，生肌敛疮。《中华本草》说："白蔹清热解毒，散结消痈，为治疮痈要药。"二药合用，清热解毒，消痈敛疮。主治肺痈久不敛口。

26. 当归补血汤：方出《兰室秘藏》卷下，方由黄芪一两、当归（酒制）二钱组成，方中重用黄芪，大补脾肺之气，以资生血之源；当归养血和营。二者合用，补气生血，则阳生阴长，气旺血生。临床常用于失血、妇女崩漏、产后血虚发热，及疮疡溃后，久不愈合，属血虚气弱者。《中医方剂学讲义》（二版）说："本方是补气生血之剂。由于有形之血，生于无形之气，故方中重用黄芪大补脾肺元气，以裕生血之源，更用当归益血和营，如此则阳生阴长，气旺血生。"

27. 防风黄芩丸：方出《证治准绳·女科》卷四，方由黄芩（炒焦）、防风各等份，为末，酒糊为丸，桐子大，每服三、五十丸，食远或食前米饮或酒送下。方中防风辛温，发汗解表，祛风胜湿；黄芩苦寒，清热凉血，《本经逢原》说：黄芩"其条实者兼行冲脉，治血热妄行。古方有一味子芩丸，治女人血热，经水暴下不止，最效"。二药合用，清热疏风，凉血止血。用治肝经风热，迫血妄行，以致血崩、便血、尿血等证。

28. 金铃子散：方出《素问病机气宜保命集》卷中，方由川楝子（金铃子）、延胡索各一两组成，为粗末，每服二三钱，酒调服。方中金铃子行气滞，泄肝火，清气分之热而止痛；延胡索行血中气滞，气中血滞，以增强金铃子止痛之效。二药合用，一泄气分之热，一行血分之滞，使肝火得清，气机通畅，则诸痛自止。本方由气药川楝子和血药延胡索组成，是一首寒热并用，气血相配的组方范例。临床所治诸痛，以肝郁气滞偏于热者为宜。

29. 珍珠粉丸：方出《素问病机气宜保命集》卷下，由黄柏一斤（于新瓦上烧令通赤为度）、真蛤粉（珍珠粉）一斤组成，上药为细末，滴水为丸，如桐子大，每服一百丸，空心，酒下。方中黄柏苦寒，清肾火利湿；真蛤粉平肝潜阳，镇心安神，清肝明目，《本草纲目》谓其"安魂魄，止遗精白浊，解痘疗毒"。二药合用，功能清肾利湿，主治肾经火旺，梦泄遗精，及滑出而不收者。

30. 神香散：方出《景岳全书》卷五十一，方由丁香、白豆蔻各等份组成，为末，温开水送服七分，甚者一钱，若寒气甚者，姜汤送服，日数服。方中丁香辛温，善温胃暖脾，降逆止呕；白豆蔻芳香化湿，理气畅中。二药合用，共凑理气宽中、温中祛寒之功。主治寒气凝滞，胸胁或胃脘胀痛，呕哕气逆等证，服药后，寒湿除，脾阳复健，气机通畅，则诸证自愈。

31. 黄连丸：方出《备急千金要方》卷二十一，方由黄连一斤，生地黄一斤（张文仲云十斤）组成，上二味，绞地黄取汁，浸黄连取出暴晒，燥则复纳令汁尽晒干，捣末，蜜丸如梧子，服二十丸，日三服；亦可为散，以酒服三寸匕。方中黄连苦寒泻火，清胃热，止烦渴，厚肠胃；生地黄汁甘寒滋润，养阴生津。二药合用，清热泻火，凉血生津，主治消渴。

32. 通关散：方出《丹溪心法附余》，方由猪牙皂、细辛组成，上药各等份，研极细末，和匀，吹少许入鼻中取嚏。方中猪牙皂辛温，祛痰开窍；细辛辛温宣散，开九窍。二药合用，成开窍通关之剂。主治中恶客忤或痰厥所致猝然口噤气塞，人事不省，牙关紧闭，痰涎壅盛属闭证、实证者。《中医方剂学讲义》（二版）说："凡中风闭证，或痰厥猝然口噤气塞，人事不省者，均可用以搐鼻取嚏。因肺主一身之气，肺气闭塞，则诸窍皆闭，所以昏迷口噤，得嚏则肺气宣通，气机畅利，人事可以苏醒。此属临时救急的一种方法。"

33. 葱豉汤：方出《肘后备急方》卷二，方由葱白一虎口（一握），豉一升组成，以水三升，煮取一升，顿服取汗。方中葱白辛温，通阳发表，豆豉外可解肌退热，内可散邪除烦，两药相协，辛温透达，解肌通阳，发汗解表。用治外感风寒之证初起，恶寒发热，无汗，头痛鼻塞等证。费伯雄说："本方解表通阳，最为妥善，勿以其轻而忽之。"并指出："淡豉葱白即葱豉，乃肘后之良方，用代麻黄，通治寒伤于表，表邪得解，即有伏气，亦可随解。"温热学家不主张辛温发汗，但对本方则多推崇，《时病论》中春温第一方——辛温解表法（葱白、豆豉、防风、桔梗、杏仁、广陈皮）即从本方扩充而成。原方加减法："不汗，复更作，加葛根二两，升麻三两，水五升，煎取二升，分再服，必得汗；若不汗，再加麻黄二两。"

34. 缩泉丸：方出《妇人良方》，方由乌药、益智仁各等份组成，上药为末，酒煎山药末为糊，丸桐子大，每服七十丸，盐汤或米饮下。近代用法：每服二钱，每日一至二次，白汤或米饮送下。方中益智仁辛温，温补脾肾，固精气，缩小便；乌药辛温，调气散寒，能除膀胱肾间冷气，止小便频数。二药合用，温肾祛寒，缩泉止遗。主治下元虚冷，小便频数，及小儿遗尿。

35. 水陆二仙丹：方出《洪氏集验方》，方由金樱子、芡实各等份组成，煮金樱子作煎，芡实捣烂晒干，制丸如梧桐子大，每服盐汤下五十丸。方中金樱子固精缩尿，涩肠止泻；芡实补脾祛湿，益肾固精。二药合用补脾益肾，祛湿固精，治脾肾不足所致之男子遗精白浊，女子带下等证。

36. 良附丸：方出《良方集腋》，方由高良姜（酒洗七次焙研）、香附子（醋洗七次焙研）组成，上二味须要各研各贮，同时以米饮汤加入生姜汁一匙、盐一撮为丸，服用之。根据寒凝与气滞的主次轻重，在用量上灵活运用："如病因寒而得者，用高良姜二钱，香附末一钱；如病因怒而得者，用高良姜一钱，香附末二钱；如病因寒怒兼有者，用高良姜一钱五分，香附末一钱五分。"方中高良姜温胃散寒，善散脾胃寒邪，具有温中止痛之功；香附长于疏肝行气，并有止痛作用。二药同用，疏肝行气，祛寒止痛，主治肝郁气滞，胃有寒凝，胃脘疼痛，胸胁闷痛，喜热喜按，或见痛经等。

37. 更衣丸：《先醒斋医学广笔记》引张选卿方，但无方名，《时方歌括》卷下名更衣丸。方由朱砂五钱（研如飞面），真芦荟七钱（研细）组成，滴好酒少许和丸，每服一钱二分，好酒吞，朝服暮通，暮服朝通。须天晴时休合为妙。方中芦荟苦寒，泻火通便，其味秽恶，用好酒少许以辟秽和胃；朱砂性寒，重坠下达。二药合而用之，苦泻重坠，导积通便。柯韵伯说："古人入厕必更衣，故以此命名也。朱砂以汞为体，性寒重坠下达，芦荟以液为质，味苦膏润下滋，兼以大寒大苦之性味，能润燥结，以上导下，而胃关开矣。合以为丸，两者相须，得效最宏，奏功甚捷。"临床上常用以治疗肝胃火偏旺的大便秘结、湿热证便秘，不宜于仁类润药者，及习惯性便秘。若阴虚便秘者不宜用，孕妇忌用。

38. 荔香散：方出《景岳全书》，方由荔枝核一钱，木香八分组成，为末，每服一钱，清汤调服。方中荔枝核味甘微苦，性温，功能理气止痛，祛寒散滞，《本草备要》谓其"治胃脘痛"。木香气芳香而辛散温通，擅长调中宣滞，行气止痛，对脘腹气滞胀痛之证，为常用之品。二药同用，温中散寒，行气止痛，用于肝气郁滞，胃脘久痛之证。《得配本草》谓荔枝核"和木香，治胃脘寒痛"。

39. 蠲痛散：方出《妇人良方》，方由荔枝核（烧存性）半两，香附子（去毛，炒）一两组成，上药为细末，盐汤或米饮调下二钱，不拘时候服。方中荔枝核味甘微苦，性温，功能理气止痛，祛寒散滞，《本草纲目》谓其"行散滞气。治癥疝气痛，妇人血气刺痛。"香附疏肝理气，调经止痛，《本草纲目》谓"香附之气平而不寒，香而能窜。其味多辛能散，微苦能降，微甘能和。乃足厥阴肝、手少阳三焦气分主药，而兼通十二经气分。生则上行胸膈，外达皮肤；熟则走肝肾，外彻腰足"。二药合用，行气散寒，消瘀止痛。治妇人血瘀经痛及产后少腹刺痛。《得配本草》谓荔枝核"调香附米饮，治血气攻痛"。

40. 急救稀涎散：方出《圣济总录》（一说方出《传家秘宝方》），方由猪牙皂四挺（肥实不蛀者，削去黑皮），白矾（即明矾）一两（通莹者）组成，方中猪牙皂辛能开窍，咸能去垢，可以涤除浊腻之痰；白矾酸苦涌泄，能软顽痰，并有开闭催吐之功。二药合用，有开关催吐之功。主治中风闭证，痰涎壅盛，喉中痰声漉漉，人事不省，不能言语者。《中医方剂学讲义》（二版）说："对中风闭证，痰涎壅盛，妨碍呼吸，阻塞气机者，可以应用本方使其痰稀涎出，咽喉疏通，然后再给以适当方药治疗。"

41. 滑石散：方出《圣济总录》，方由滑石、木通组成。滑石四两，捣罗为散，每服二钱匕，木通煎汤调下，不拘时候。方中滑石清热利水通淋，寒能清热，滑能利窍，能清膀胱热结，为治疗湿热淋证的常用药；木通利水通淋，导热下行。二药同用，相辅相成，清热通淋作用更强。主治热淋，小便赤涩热痛。

42. 豨桐丸：方出《济世养生经验集》，方由臭梧桐（不论花、叶、梗、子俱可用，采取切碎晒干，炒，磨末子）一斤，豨莶草（炒，磨末子）八两组成，上二味，和匀，炼蜜丸，如桐子大，早晚以白滚汤送下四钱。忌食猪肝、羊血、番茄等物。方中豨莶草能祛风湿，通经络；臭梧桐亦能祛风湿。二药同用，祛风湿之力更强。主治感受风湿，或人嗜饮冒风，内湿外邪，传于四肢脉络，壅塞不舒，以致两足软酸疼痛，不能步履，或两手牵绊，不能仰举。凡辛劳之人，常患此症，状似风瘫。亦治中风手足不遂。

43. 香薷术丸：方出《僧深集方》，方由干香薷一斤，白术七两组成，上二味，捣术下筛，浓煮香薷取汁，和术为丸，如梧桐子大，每服十丸，日夜四五服，利小便极良。夏取花、叶合用亦佳。忌青鱼、海藻、菘菜、桃、李、雀肉。方可发汗解暑，和中化湿，行水消肿，朱丹溪在《本草衍义补遗》中说："香薷有彻上彻下之功，治水甚捷。"《本草汇言》谓："香薷，和脾治水之药。"《本草正义》谓："香薷达表通阳，又能利水，故治肿甚捷。"白术健脾化湿，二药相伍，健脾利水消肿。主治暴水风水病，水肿，或疮中水，通身皆肿。

44. 兼金散：方出《三因极一病证方论》卷十六，由细辛、黄连各等份组成，上为末，先以熟水揾帛揩净，掺药患处，良久涎出吐之。功能清散热毒。治疗口蕴毒上攻，口舌生疮，牙龈肿痛。此是一种外用药。细辛辛温，有小毒。功能散寒祛风，止痛，温肺化饮，通窍。主治风寒表证，头痛，牙痛，风湿痹痛，痰饮咳喘，鼻塞鼻渊，口疮。《本草经集注》谓其"患口臭者含多效"。《本草纲目》谓其"治口舌生疮，大便秘结"。《中华本草》说："细辛有散寒止痛作用……若风火牙痛，应与石膏或黄连同用，标本同治，泻火止痛。"《得宜本草》谓其"得黄连治口疮齿䘌"。邹澍谓细辛"口病惟口臭齿痛多用之"。（《本经疏证》）黄连苦寒，功能清热泻火，燥湿解毒，《药品化义》说：黄连"味苦，苦能燥湿而去垢；性寒，寒能胜热而不滞；善理心脾之火，凡口疮，牙痛……诸痛疮疡，皆不可缺"。二药同用，以细辛之辛散，引黄连直达病所，共奏清热解毒、泻火消肿、止痛之功。诚如李时珍所说："治口疮，用黄连、细辛。皆是一冷一热，一阴一阳，寒因热用，热因寒用，君臣相佐，阴阳相济，最得制方之妙，所以有成功无偏胜之害也。"（《本草纲目》）

45. 椒术丸：方出《素问病机气宜保命集》卷中，又名实本丸（《医学纲目》）。由苍术 60 克，花椒 30 克（去目，炒）组成，上为极细末，醋糊为丸，如梧桐子大，每服 20～30 丸，空腹时用温酒送下。如小儿病，丸如黍米大。功能温中散寒，燥湿止泻。主治寒湿飧泄，完谷不化。叶天士在《本草经解》中有花椒"同苍术醋糊丸，治飧泄不化"的记载。花椒辛温，温中止痛，杀虫止痒。主治脾胃虚寒之脘腹冷痛，呕吐泄泻等。《得配本草》说：花椒"配苍术，醋丸，治飧泄不化"。《中华本草》说："花椒温中散寒，用治中气虚寒，腹痛呕吐……治寒湿伤中或夏伤暑湿之泄泻，可与苍术、肉豆蔻合用，以温中燥湿，如《普济方》椒术丸、《小儿卫生总微论方》川椒丸。"苍术辛苦性温，燥湿健脾，祛风湿，明目。主治湿困脾胃，倦怠嗜卧，胸痞腹胀，食欲不振，呕吐汇泻等。《本草求真》说：苍术"强脾止水泻，飧泄，伤食暑泻，脾湿下血"。《得配本草》说：苍术"得川椒醋丸治飧泻久痢"。二药伍用，温中散寒止痛，燥湿化浊止泻之功增强。

46. 益智仁散：方出《补要袖珍小儿方论》，益智仁、白茯苓各等份。上为末，每服一钱，空心米汤调下。功能补肾缩尿。治小儿遗尿，亦治白浊。益智仁辛温，归脾、肾经，功能温脾止泻摄唾，暖肾缩尿固精。主治脾胃虚寒，呕吐，泄泻，腹中冷痛，口多涎唾；肾虚遗尿，尿频，遗精，白浊。茯苓甘淡性平，功能利水渗湿，健脾和胃，宁心安神。用于小便不利，水肿胀满，痰饮咳逆，呕吐，脾虚食少，泄泻，心悸不安，失眠健忘，遗精白浊。茯苓有赤、白之分，在加工时将菌核内部的白色部分切成薄片或小方块，即为白茯苓；皮层下的赤色部分，即为赤茯苓。白茯苓偏于健脾，赤茯苓偏于利湿。益智仁温肾缩尿，白茯苓健脾利水，二药伍用，脾肾双补，使膀胱开阖有度，故遗尿自止。

47. 双仁丸：方出《圣济总录》卷六十七，由桃仁、杏仁（并去双仁、皮、尖，炒）各半两。上二味，细研，水调生面少许，和丸如梧桐子大。每服十丸，生姜、蜜汤下。以利为度。功能宣肺平喘。主治肺气郁闭，上气喘急。桃仁苦甘性平，活血祛瘀，润肠通便。《名医别录》谓其"主咳逆上气"，《医学入门》谓其"兼主上气咳嗽，喘急，胸膈痞满"。《中华本草》说："桃仁尚能止咳，用治咳嗽气急，可作辅助之品。"杏仁味苦微温，有小毒。功能降气化痰，止咳平喘，润肠通便。主治外感咳嗽喘满，肠燥便秘。《神农本草经》谓其"主咳逆上气雷鸣，喉痹，下气。"《珍珠囊》谓其"除肺热，治上焦风燥，利胸膈气逆，润大肠气秘"。邹澍说："大黄䗪虫丸一方，桃仁、杏仁并用，桃仁入血分通气，杏仁入气分而通血脉。"（《本经疏证》）二药合用，止咳平喘，润肠通便。我在临床上常用此药对，桃杏仁各10克，用治咳喘，常配麻黄；用于通便，常配紫菀、生白术。

48. 佛手散：方出《普济本事方》卷十。为《外台秘要》卷三十三引张文仲"神验胎动方"之异名，此方又称当归汤（《易简方》）、神妙佛手散（《校注妇人良方》）、芎归汤（《摄生众妙方》）。由当归三钱，川芎二钱组成，上二味，切。以水4L，酒3L，煮取3L，分三服。若胎死即出，此用神验。血上心腹满者，如汤沃雪。主治妊娠伤胎腹痛。《医宗金鉴》说："命名不曰归芎，而曰佛手者，谓妇人胎前、产后诸症，如佛手之神妙也。当归、川芎为血分之主药，性温而味甘、辛，以温能和血，甘能补血，辛能散血也。"张景岳说："一名芎归汤，亦名当归汤，治产后去血过多，烦晕不省，一切胎气不安，亦下死胎。"当归味甘辛苦性温，功能补血，活血，调经止痛，润燥滑肠。主治血虚诸证。《长沙药解》谓其"治产后腹痛，妊娠小便难"。《本草再新》谓其"治浑身肿胀，血脉不和，阴分不足，兼能安生胎，堕死胎"。《中华本草》说："当归既能补血活血，又善止痛，故为妇科调经要药。无论血虚或血瘀而致的月经不调，痛经，闭经及产后腹痛等证，皆为必用之品。"川芎辛温，活血祛瘀，行气开郁，祛风止痛。主治月经不调，经闭痛经，产后瘀滞腹痛等。《中华本草》说："川芎辛散温通，既能活血，又能行气，李时珍称其为'血中气药'，故善治血瘀气滞病证，尤为妇科常用药……川芎与当归、桃仁、炮姜等配伍，可治产后恶露不行，瘀滞腹痛。"当归养血，川芎行气。二药伍用，气血兼顾，养血活血，行气散瘀，和血止痛之力增强。

49. 止痉散：方见《方剂学》（上海中医学院编），全蝎、蜈蚣各等份，研细末，每服1～1.5克，温开水送服。功能祛风止痉，主治痉厥，四肢抽搐等。对顽固性头痛、关节痛，亦有较好的止痛效果。全蝎、蜈蚣均为虫类搜剔之品，均入肝经有搜风通络、镇痉止痛之效，故二药相须为伍，可用于肝风内动引起的抽风痉厥，亦可用于各种顽固性疼痛。不仅如此，由于本方尚有攻毒散结作用，今人还用以治疗各种恶性肿瘤及结核。《施今墨对药》说："全蝎平肝息风解痉，祛风通络止痛，解毒散结消肿；蜈蚣息风解痉挛、止抽搐，通经络、止疼痛，解毒散结消肿。二者均入肝经，为息风解痉圣品。相须为用，其力相得益彰，熄风解痉作用倍增。"《中华本草》说：全蝎"为止痉要药，各种风动抽搐之证均可应用，每与蜈蚣同用，以加强止痉之力，如《经验方》止痉散"。

50. 杜仲丸：方出《校注妇人良方》卷十二，又名"千金保孕丸"（《古今医统》）、"杜续丸"（《医学入门》）。杜仲（炒）、续断（酒浸）各等份，上药为末，煮枣肉为丸，如梧桐子大，每服70丸，用酒或米饮送下。功能补肾安胎，主治妊娠胎动不安，腰背痛者。杜仲味甘微辛性温，功能补肝肾，强筋骨，安胎，主治腰膝酸痛，胎动不安，习惯性流产等。《本草正》谓其"暖子宫，安胎气"。《本草经解》谓用杜仲"同续断、砂仁，治胎前杂症；同续断、山药糊丸，治频堕胎"。《中华本草》说："杜仲补肝肾，固冲任而安胎，临床多用于冲任不固所致的胎动不安或频惯堕胎，如《圣济总录》杜仲丸，即单用本品煮枣肉为丸服，或配伍续断、桑寄生、枸杞子、山药、熟地黄等增强补肾固冲作用。"续断味苦辛微温，补肝肾，强筋骨，调血脉，止崩漏。主治腰背酸痛，胎动漏红，血崩下血等。《中华本草》说："续断补肝肾，强筋骨，调血脉而祛寒邪，常与杜仲……等配伍……用于胎动滑胎、崩漏不止，有调血脉，补肝肾，安胎止崩之功，常配伍杜仲……"二者都是补肝肾之品，合用之则补肝肾、强筋骨、通血脉、调冲任、止崩漏、安胎等力量增强。腰背疼痛可止。

51. 桑麻丸：方出《医级》，《医方集解》谓为"扶桑丸"，由桑叶（去蒂，洗净暴干为末）一斤，黑芝麻（巨胜子）（淘洗）四两，白蜜一斤。将芝麻捣碎，熬浓汁和蜜炼至滴水成珠，入桑叶末为丸。每服三钱，早盐汤，晚酒下，一日2次。功效：滋肝肾，清头目，除风湿。主治：阴虚血燥，头晕眼花，久咳不愈，津枯便秘，风湿麻痹，肌肤干燥等。方中以黑芝麻滋补肝肾，润燥益精；桑叶清利头目，祛风明目。二药相合，共奏滋养肝肾，祛风明目之效。张璐说："桑叶同黑芝麻蜜丸久服，须发不白，不老延年。"临床上我常用此方加茯苓30克（一味茯苓饮）治疗脱发，效果较满意。岳美中有"一味茯苓饮治发秃"的经验，他说："发秃的形成，多因水气上泛巅顶，侵蚀发根，使发根腐而枯落。茯苓能上行渗水湿，而导饮下降，湿去则发生，虽不是直接生发，但亦合乎'先其所因，伏其所主'的治疗原则。"

52. 良方白术散：方出《景岳全书》，白术、黄芩（炒）各二钱，右用姜枣水煎服。若阴证者不可用。治妊娠伤寒内热等证。白术功能补气健脾，燥湿利水，止汗安胎。可用于妊娠脾虚气弱，胎动不安之证，如有内热者，可配黄芩以清热安胎。《珍珠囊》有谓白术"得枳实消痞满，佐黄芩安胎清热"。黄芩清热燥湿，泻火解毒，止血安胎，用于胎热不安。黄芩有清热安胎的功效，常与白术、当归等配伍，如当归散。《本草纲目》说：黄芩"得白术安胎"。朱丹溪说："黄芩、白术为安胎圣药，夫芩、术非能安胎者，乃去其湿热而胎自安耳。"张璐说："黄芩助白术安胎，盖黄芩能清热安胎，白术能补脾统血也。此惟胎热升动不宁者宜之。"是知二药都有安胎作用，白术以健脾为主，黄芩以清热为要，二者相伍，相得益彰，清热祛湿安胎。

53. 玉屏风散：方出《世医得效方》，由黄芪六两，白术二两，防风二两组成。上三味，研末，每次服三、五钱，或作煎剂亦可，但宜减轻药量。功能益气、固表、止汗。主治表虚自汗，以及虚人易感风邪者。此是一张能增强免疫功能的名方，方中黄芪、白术、防风鼎足而成，歌曰"玉屏风散最有灵，芪术防风鼎足形，表虚汗多宜感冒，药虽相恶效相成"。方以黄芪为君，补气固表；臣以白术健脾补中，以资气血之源；佐以防风，走表而助黄芪益气御风。且芪防两药相会，相畏相使，其功益彰。黄芪得防风，则不虑其固邪，防风得黄芪，亦不虑其散表，实属散中有补，补中兼疏之剂。柯韵伯说："防风遍身周行，称治风之仙药，上清头面七窍，内除骨节疼痹，外解四肢挛急，为风药中之润剂，治风独取此味，倕重功专矣。然卫气者，所以温分肉而充皮肤，肥腠理而司开合，惟黄芪能补三焦而实卫，为玄府御风之关键；且有汗能止，无汗能发，功同桂枝，故又能除头目风热大风癞疾，肠风下血，妇人子脏风，是补剂中之风药也。所以防风得黄芪，其功愈大耳。白术健脾胃，温分肉，培土即以宁风也。夫以防风之关去风，得黄芪以固表，则外有所卫，得白术以固里，则内有所据，风邪去而不复来，此欲散风邪者当倚如屏、珍如玉也。其自汗不止者，亦以微邪在表，皮毛肌肉之不固耳。"（《名医方论》）玉屏风在临床上运用确有疗效有，但亦如岳美中所说"但不日又复发，再服再效，再复发，似乎只有短效而无巩固的长效"，后岳氏根据蒲辅周的经验，"蒲老用玉屏风散，白术量每超过黄芪量。"岳老说："考白术是脾胃药而资其健运之品，脾健则运化有权，慢性病注重培本，是关键问题。此方加重白术用量，是有其意义的。"观岳老所配玉屏风散："生黄芪120克，白术180克，北防风60克，共为粗末（注意不要碾细，细则不宜煎服），每服9克，煎两次，早晚服。"（《岳美中医案集》）岳老玉屏风散中黄芪、白术、防风的比例是2∶3∶1，现今我在临床上即按岳老之法用之，效果很好，汤剂为炒白术30克（生白术有通便作用），生芪20克，防风10克，日一剂，水煎服，早晚各一次。

第五章 临床常用药对举要

临床常用"药对"众多，内容极其丰富，涉及临床各个学科，随着中医药学临床实践的不断深入、拓展，新的"药对"定会不断显现。除上述《内经》药对、仲景方中药对外，现再举其一二，然也实属举一漏万。

1. 丁香、柿蒂：丁香温中降逆，柿蒂降逆止呕，二药相伍，温胃止呃，对胃寒呕逆有效，方如丁香柿蒂汤。焦树德说："丁香有公丁香、母丁香之分，性味功能大致相同。但公丁香药效迅速，母丁香药力持久，二药也常合用。""柿蒂、丁香都能治呃逆，但柿蒂苦温降气，丁香辛香暖胃、降逆。"（《用药心得十讲》）

2. 人参、丹参：人参补五脏，大补元气，丹参和血祛瘀，生新血，凉血安神，古有"一味丹参，功同四物汤"之说，可见有生新血而补血虚的功能。二药相协，一补气，一和血，能养心和血，可治心痹等证，方如二参丹。

3. 人参、大黄：人参益气生津，佐大黄攻下热结，要在扶正为主而兼祛邪，补益之中而兼攻下，则虚可补实可下也，方如人参大黄汤。用于气虚津亏而致燥屎内结者，如黄龙汤即是。此人参与大黄用量为 10：1，故谓以扶正为主。又有因伏热内结而致津亏气虚，属实中夹虚，则当以大黄为君，人参为臣，其用量比例则须反而行之。

4. 人参、蛤蚧：人参大补元气，益气救脱，蛤蚧补肺益肾，定喘止嗽。二药相伍，能补肾纳气，能纳气定喘，治肾不纳气之虚喘有效，方如人参蛤蚧散。《普济方》即用此二味，治咳嗽面浮并四肢浮肿者。

5. 人参、熟地：人参补气，熟地补血，二药合用，气血双补，可治气血两亏之证，如两仪膏。

6. 人参、麦冬、五味子：人参甘温，益气补肺以生津；麦冬甘寒，养阴清热以生津；五味子酸收，敛肺止汗而生津。三药相合，一补一清一敛，共奏益气养阴，生津止渴敛阴止汗之效，方如生脉饮（散）。《删补名医方论》说："是方君以人参以补气，臣麦冬以清气，佐五味以敛气，吴琨云：'名曰生脉，以脉得气则充，失气则弱'。"

7. 三棱、莪术：三棱、莪术皆有行气破血的功能，治疗月经不行，腹部肿块，往往同用，其中三棱破血作用较强，而莪术则破气之功能较大，二药相伍，更可加强消坚破积的作用。焦树德说："三棱味苦，性平。主要功用是散血行气，软坚消积。常与莪术同用。""凡因血瘀气滞而引起的腹中硬块（包括肝脾肿大等）、食积、痰滞以及妇女血瘀经闭等症，皆可以本品（三棱）活血化瘀，行气消积，通经散结。一般说，对腹中硬块，常配合莪术……等同用。""莪术行气破血、散瘀消积的功力优于三棱。三棱软坚散结、削除老块坚积的功力优于莪术。""三棱、莪术经常用以消积除癥，但须用于实证。"（《用药心得十讲》）

8. 大枣、人参：大枣甘温，补中益气，养血安神；人参甘微苦微温，大补元气，健脾宁心。二药相须为用，补气之中而寓养血，健脾宁心，秘固真元，实气虚者保健之良方，方如枣参丸。

9. 大枣、乌梅：大枣味甘性温，补中益气；乌梅味酸性平，敛阴生津。二味相伍，方名干枣丸，则成气阴双补之剂，口舌咽喉得以濡润，自无口干之患。此《千金要方》用治"伤寒热病后，口干喜唾，咽痛"。《重订通俗伤寒论》谓："病后喜唾，因于胃虚有热者。"

10. 大黄、干姜：大黄通腑泄热清胃，小量有启脾开胃"安和五脏"作用；干姜温脾胃除里寒，两药相合，脾胃同治，寒热平调，一守一走，相辅相成，共呈温脾清胃、安和脾胃之功。温脾汤中大黄与干姜同用，以成温下之剂，有谓"寒热并行治寒积，温通并用妙非常"。

11. 大黄、黄芪：黄芪补益脾肺，益气升阳，托毒运毒；大黄荡涤胃肠之积滞，凉血解毒，活血化瘀，两相配合，具有振奋肾气，摄精排浊之功。刘树农以其为主治疗尿毒症屡获效验。

12. 大黄、白术：大黄苦寒，清热消滞，白术甘苦而温，以健脾气，两药相合，健脾清热除积，相辅相成，标本兼治。

13. 大黄、阿胶：大黄泻血分瘀热而化瘀凉血止血，阿胶养血止血。两药合用，养血与活血并用，凉血与祛瘀并施。血虚能补养而不滞，瘀热能清泻而不伤正，相辅相成，共同起到养血泻热止血之效，临床用于血虚有瘀热的各种血证。

14. 大黄、熟地：《郑氏家传女科万金方》二生丹治妇人经水不通，内热，干血痨，方用酒大黄活血祛瘀，配以熟地滋阴养血，共成滋阴养血活血之剂。

15. 山豆根、元参：山豆根味苦，性寒，主要有泻火、解毒、消肿止痛、利咽喉的作用；元参滋阴降火，清热解毒，二药相伍，对热毒所致之咽喉肿痛者有效。焦树德说："对于火热上炎，热毒上侵而致的咽喉红肿、疼痛，咽下困难等症，可用本品（山豆根）泻火清热，解毒消肿。常配合元参……等同用。""对肺热咳嗽，也可用本品（山豆根）配黄芩、瓜蒌、贝母、知母、桔梗、元参等同用。"（《用药心德十讲》）

16. 山药、扁豆：山药味甘性温，功能补脾，益肺气，强肾固精，治带下；扁豆味甘性微温，功能健脾养胃，消暑除湿，补脾不腻，化湿不燥，二药合用，功能补脾止泻，用于脾虚泻下之证，方如参苓白术丸。

17. 马勃、射干：马勃、射干均为治咽喉实证兼有外感之药，二药合用，泻火解毒，清肺利咽之力加强。焦树德说："马勃治喉痛，偏于轻宣肺热，使热邪外透。山豆根治喉痛，偏于泻火解毒，降火消肿。射干治喉痛，长于清热、消痰、散结，偏治痰热结滞，扁桃体红肿。"（《用药心得十讲》）

18. 川乌、草乌：川乌、草乌皆为温热之品，辛温有大毒，通达十二经，功能祛风胜湿，温经止痛，适用于风寒湿痹、历节疼痛，或麻木不仁、脘腹冷痛等证。二药合用则祛寒通痹之力更强，故临床处方常用"川草乌"。

19. 川楝子、巴豆：川楝子苦寒，行气止痛；巴豆辛热，能峻下寒积，开通闭塞，前人喻其有"斩关夺门之功"。二药同用，除寒理气止痛，方如《医学发明》之天台乌药散，方中川楝与巴豆同炒，能使巴豆猛攻之气味，由川楝导入肝络，以除在下元寒湿之滞。

20. 木香、槟榔：木香能行肠胃气滞，疏肝开郁，和胃健脾；槟榔能降气破滞。二者相伍，行气导滞，方如木香槟榔丸。

21. 升麻、柴胡：升麻发表透疹，清热解毒，升提中气；柴胡解表退热，舒肝解郁，升举阳气。二药同用，升举清阳，可治中气下陷，诸内脏下垂等证，如补中益气汤。

22. 升麻、葛根：升麻甘辛微寒，功能发表透疹，清热解毒，升阳举陷；葛根甘辛凉，功能发表解肌，升阳透疹，解热生津。升麻与葛根配合，不仅能解肌清热，而且最能透疹，使邪毒透发外出，如升麻葛根汤。升麻、葛根皆能散阳明肌腠之邪，透泄斑疹者常同用，但葛根横行达邪，升麻上升达邪，故身背麻疹不透者用葛根，颈面部不明显者用升麻。

23. 牛蒡子、淮山药：牛蒡子体滑气香，能润肺又能利肺；山药之性，能滋阴又能利湿，能滑润，又能收涩，是以能补肺又能补肾，兼实脾胃。二药同用，最善止嗽定喘，以成安肺之功，方如张锡纯《医学衷中参西录》之"醴泉饮"。

24. 乌头、干姜：乌头、干姜均为辛温大热之品，合用具有回阳救逆、逐散阴寒之功，故可治疗阴毒伤寒始得之证，方如元阳丹。本方与《伤寒论》干姜附子汤相类，而彼用附子，此用乌头，盖彼欲温阳为先，此欲逐寒为要。

25. 乌梅、生地：乌梅酸平，生津止渴；生地甘苦寒，凉血生津，养阴清热，二药合用，酸甘化阴，育阴生津，方如连梅汤。

26. 石膏、细辛：石膏辛甘大寒，清热泻火，细辛辛温，发表散寒止痛。二药一寒一热，辛能散，寒能泻，可治胃热齿痛，善消牙龈肿痛，方如二辛散。又，治阳明风火头痛，石膏清气，细辛止痛。

27. 甘松、山柰：甘松甘温，理气开郁，散寒辟恶，山柰辛温，温中散寒，除湿辟秽。二药合用，温中止痛，善治胃寒腹冷之疼痛。

28. 甘遂、芫花：甘遂、芫花均为峻下逐水之品，二药合用，逐水之力更猛，方如十枣汤。

29. 甘菊花、枸杞：甘菊清香质轻，味甘苦微寒，能升能降，善清泄肝经风热，平降肝胆虚火，故能清头目，主风眩；枸杞甘平质润，补肝肾阴精而能制逆上之虚火，亦能明目除风。二药同用，相辅相成，能补肝阴、平肝阳、清肝热、泄肝火，方如杞菊丸。

30. 龙骨、远志：龙骨与远志组方，名龙骨丸。龙骨甘涩质重，能下入肾经，固涩精液，收敛阳气，使精气秘而不泄，则精气自足，元阳自壮，故虽无补养之功，而能收补养之效。合远志者，以其能上益心气，下壮肾阳，可与龙骨相辅相助，交通心肾，而使水火既济，生化无穷也。

31. 白茯苓、赤茯苓：茯苓功能利水渗湿，健脾安神。然茯苓在加工时，将菌核内部的白色部分切成薄片或小方块，即为白茯苓；皮层下的赤色部分，即为赤茯苓。传统习惯认为白茯苓偏于健脾利湿，赤茯苓偏于清热利湿，赤白苓合用，利水之力加强。

32. 白芍、乌梅：白芍苦酸微寒，养血敛阴，柔肝止痛，平抑肝阳；乌梅酸平，敛肺、涩肠、生津、安蛔。二药皆酸，酸能生津，故有生津止渴之效。两者同用，养阴生津，治阴津不足，口渴舌红，低热，亦治木侮中土的胃痛纳减，呕吐，腹泻等证。

33. 白芍、吴萸（同炒）：吴萸温中暖肝，白芍泄木安土。两者同用，能起土中泄木、暖肝和胃的作用，能治腹痛气逆，呕吐或脘胁痛。

34. 白芍、沉香：白芍养肝和营，沉香理气止痛，二药同用，敛肝理气降逆，用于肝胃气痛，以及肝虚（阴血不足）冲逆脘痞，气急，脉弦苔薄净质红之症。

35. 白术、人参：白术与人参均为补气要药，二者常相须配对使用。白术健脾燥湿而助运化，人参善大补元气而兼益脾肾。二者相伍为用，则能益元固真，健脾生精，实扶羸救困之良方，方如白术膏。其加蜂蜜制膏者，制参、术之温燥也，故可久服而无害。

36. 白术、苍术：白术健脾益气，苍术安胃除湿，二药相伍为用，则能使脾胃运化有力，气血不断化生，脏腑躯体得其营养，故能轻身润体，益寿延年。

37. 白术、肉桂：白术温阳燥湿，健脾和胃，使中焦清升浊降，则吐利自除；肉桂温肾助阳，引火归原，使上无虚火为害，则汗出咽痛可愈也，方如桂术汤。

38. 白术、莪术：白术功能健脾和中，益气生血；莪术有行气活血，助消化，消积滞，除胀满的作用。二药相伍，一补一泻，消补兼施，益气除满。

39. 白芷、荆芥：白芷、荆芥俱为辛温发散之品，均能祛风散寒，通鼻窍，利头目，为治外感风寒头痛鼻塞之要药，故二药相须为用，可使寒邪外解，肺气宣通，是以鼻塞流涕等症自除，方如白芷散。

40. 生地、茜草：生地甘苦微寒，入肝肾二经，滋肾养血中有散瘀之用；茜草苦寒，入厥阴血分，活血行血中有凉血之效。二者相伍，既能滋补肝肾精血，又能行血活血散瘀，故有推陈致新之妙，而使须发得其滋养，此乃乌须生发之所由也，方如地黄膏。

41. 生地、熟地：生地善凉血清热，熟地能凉血滋阴，二药合用，能滋阴补肾，凉血清热，适用于肝肾阴虚，阴虚内热等证，即临床常用之"生熟地"，方如百合固金丸。

42. 生地、牛膝：生地能补肝肾，益精血，强腰膝，润肌肤；牛膝能活血通经，引血下行。二者配合，一补一行，相须相佐，补而不滞，行而不破，可使虚羸得补，瘀血得去，经脉和调，自然身体强健，方如地髓煎。本方以地黄为君，地黄《本经》谓之"地髓"，故以"地髓煎"名之。

43. 生地、木通：生地清热凉血，木通降火。两者同用，治心移热于小肠之淋痛尿血，或心经有热，舌尖红赤、舌尖破碎等，方如导赤散。

44. 玄参、麦冬、地黄：玄参咸寒润下，养阴生津，清热润燥；麦冬滋阴润燥；地黄养阴清热，三者合用而成滋润养液，清热润肠，增液通便之方，即吴鞠通《温病条辨》之"增液汤"，用于阳明温病，津液亏损便秘证。李飞说："吴鞠通创制此方以适应'液干多而热结少'之证，原书比喻'无水舟停'。治宜'增水行舟'，即养阴增液。"（《中医基础系列教材之八·方剂学》）

45. 半夏、橘皮（陈皮）：半夏辛温，体滑性燥，能和胃止呕，燥湿祛痰，消痞散结，健脾止呕；橘皮（陈皮）苦辛温，理气而健脾胃，燥湿祛痰。二药均入脾经，相伍而用，相互促进，能化痰理气，故脾可健，湿可去，痰自化，气机通畅，恶心呕吐、咳嗽自除，方如橘皮竹茹汤。

《太平惠民和剂局方》二陈汤亦半夏、陈皮同用，治痰饮咳嗽，痰多色白，胸膈胀满，恶心呕吐，头晕心悸等症。

46. 半夏、天麻：半夏燥湿化痰，和胃消痞；天麻平肝熄风，止痛除眩。二者合用化痰熄风，健脾祛湿，是治疗脾湿生痰，肝风内动之风痰头眩、头痛之要药。《脾胃论》说："足太阴痰厥头痛，非半夏不能疗，眼黑头眩，虚风内作，非天麻不能除。"《医学心悟》眩晕门中说："有湿痰壅遏者，书云头眩眼花，非天麻、半夏不能除是也。"可知半夏和天麻二药，善于祛痰熄风，故历代医家常用为眩晕类疾病的要药，方如《医学心悟》半夏白术天麻汤。

47. 半夏、黄连：半夏辛开散痞以和阴，黄连苦降泄热以和阳，寒热互用以调阴阳，苦辛并用以顺其升降，升降得复，中焦得和，则呕吐可止，可知其有止呕之功，方如半夏泻心汤。

另，黄连苦寒泻心清热，半夏辛温和胃化痰，二药合用，辛开苦降，善治痰热互结之证，如小陷胸汤。

48. 瓜蒂、赤小豆：瓜蒂味苦而性涌泄，为有毒之品，有催吐作用；赤小豆味酸，二药相伍，有"酸苦涌泄为阴"之意。《删补名医方论》说："瓜蒂极苦，赤豆味酸，相须相益，能除胸中实邪，为吐剂中第一名也。"

49. 当归、葛根：当归养血以生阴津；葛根，《本草经疏》谓其"解散阳明温病热邪之要药也"，有解肌退热，生津止渴之功。二者相须为伍，热清则津不伤，血充则津自生，故无热渴之患，汗亦可溱溱而出也，方如归葛饮。

50. 当归、龙眼肉：当归甘辛性温，功专补血温经；龙眼肉甘温质润，长于温肾健脾，益气养血。二者相伍，则脾肾兼顾、气血双补，方如归脾汤。

51. 防风、白术：防风辛甘微温，祛风胜湿，止痛解痉；白术苦甘温，补气健脾，燥湿利水。痛泻要方用此二药相伍疏肝健脾，治肝脾不调之痛泻。李飞说："防风散肝郁，疏脾气。""本方为肝旺脾虚，肝木乘脾之证而设，方中何以用防风？一是防风为脾胃之引经药，如李东垣说：'若补脾胃，非此引用不能行'；二取防风有祛风胜湿之能，可升阳以止泻。"（《中医基础系列教材之八·方剂学》）

52. 防风、黄芪：黄芪补气固表，佐以防风走表而助黄芪益气御风。且芪、防二药同用，相畏相使，固表止汗，其功益彰，黄芪得防风，即不虑其固邪，防风得黄芪，亦不虑其发表，实属散中寓补，补中寓疏之剂。黄芪固表益气，防风祛风散寒，治表虚兼风邪的自汗；又因相反相成，黄芪得防风功能更著，治卫表虚弱诸症恒多用之，方如《世医得效方》玉屏风散。

53. 防风、葛根：防风辛温轻散，入太阳、阳明之经，外可祛风散寒以解表邪，内可搜风除湿而止风泻；葛根辛平气薄，亦入太阳、阳明之经，既能解肌发表而除发热头痛，又能升发脾胃而止腹泻。二药合用，共成祛风解表、升阳止泻之方，方如防风汤。

54. 竹沥、姜汁：竹沥清热化痰，姜汁豁痰和胃，又解竹沥之寒，可防竹沥之滑而直走大肠，使竹沥缓缓下行，发挥祛痰的作用。二者相合，辛开滑利，化痰通络，能周行全身，除经络之痰，用于中风闭逆，或手足麻痹，半身不遂，痰在经络等证，如《古今医鉴》竹沥达痰丸。

55. 肉桂、附子：肉桂与附子功能相似，俱为温阳之品，但附子归十二经，走而不守，入气分，温全身之寒；肉桂归肝肾二经，守而不走，入血分，能引火归原，治虚火上炎之证。二药合用，功能温肾回阳，如金匮肾气丸。故凡气血虚寒，手足不温，或腰腿冷痛等证，二药往往相须为用。焦树德说："肉桂助肾阳，暖下焦，

能引上浮之火下归于肾（引火归元）。附子回肾阳，通行十二经，能追复散失欲绝的元气（肾阳）。"（《用药心得十讲》）

56．辛夷、苍耳子：苍耳子宣通鼻窍，散风止痛；辛夷辛散透邪，祛风寒，通鼻窍。二药同用，疏散风寒，宣通鼻窍，主治风寒性质之鼻渊，方如《济生方》苍耳散

57．诃子、草蔻：诃子味苦酸性温，具有温中利气，涩肠止泻之功；草蔻味辛性温，具有温中散寒、燥湿行气之用。故二药相须配伍，一散一收，可使中焦寒湿得化，气滞得通，则下利腹痛自止，方如诃黎勒饮。诃子，生用清金止嗽，煨用固脾止泻。

58．豆豉、地黄：豆豉苦寒，能发汗解肌，地黄甘寒，能养血清热，二味合用，治营阴素亏，感受温邪，邪热郁蒸不得汗解，但热不寒，多汗，心中烦躁不得眠，舌光红者，属滋阴发汗剂，方如黑膏煎。张镜人说："黑膏亦出《肘后方》，由生地、豆豉、猪脂、雄黄、麝香等药组成，主温毒发癍。我家选取生地、豆豉二味同捣，结合凉血、散血、熄风、清热、祛痰之品，以治邪热已入营分或血分，劫烁真阴，神昏谵语，肝风煽动的疾患，妙在于育阴而不滞邪，透邪而不伤正，正如柳宝诒说的'鲜生地为此证清营泄热必用之药，欲兼疏散之意，重则用豆豉同打，轻则用薄荷叶同打，均可'。这是我家贯彻'透表'原则的一种治法运用。"（《近代中医流派经验选集》）

59．杏仁、象贝母：杏仁味苦辛，微甘，性温，主入肺经，有宣肺利气，降气行痰，除风散寒，润肺通肠等作用；象贝母苦甘微寒，有清热润肺，化痰开郁的作用。合用之则有顺气化痰之功，方如桑杏汤。

60．杏仁、蔻仁、苡仁：杏仁苦辛，轻开上焦肺气，盖肺主一身之气，气化湿亦化；蔻仁芳香化湿，行气宽中，可宣畅中焦而和脾胃；苡仁甘淡，渗利湿热以疏利下焦，使湿热从小便而去。三药同用宣上畅中渗下，使湿热之邪从三焦分消，则诸证自解，方如三仁汤。诚《温病条辨》说："杏仁苦温，善开上焦，宣通肺气，蔻仁芳香苦辛，能宣中焦，和畅脾胃，苡仁甘淡，益脾渗湿，疏导下焦，三药合用，使三焦宣畅，湿热分清。"

61. 芦根、茅根：芦根甘寒，入肺胃二经，功能清肺胃之热而生津，茅根甘寒，亦入肺胃二经，功能凉血止血，清热利尿。二药相伍为用，清肺胃之热尤佳。焦树德说："芦根、茅根均能清热，但芦根偏于清气分的热，生津止渴。茅根偏于清血分的热，益胃止渴。"（《用药心得十讲》）

62. 苏梗、藿梗：苏梗理气宽中，藿梗化湿醒脾，二药合用，能理脾胃之气滞，故处方常用"苏藿梗"。

63. 苍术、厚朴：苍术辛苦温，辛散苦燥，外能解风湿之邪，内能燥湿健脾，故湿邪为病，不论表里上下，皆可随证配用；厚朴苦辛温，功能健脾燥湿，下气除满。二药合用，燥湿除满，方如平胃散。焦树德云："苍术燥湿，能除脾湿升清阳；厚朴燥湿，能除胃满降积滞，虽都能燥湿，但一升一降，各有不同。"（《用药心得十讲》）

64. 苍术、茯苓：苍术辛苦性温，具有芳香化浊、燥湿健脾之功；茯苓甘淡而平，有补益心脾、渗利水湿之效。二药相合，补而不峻，利而不猛，相辅相成，可使脾健湿去，气血生化不息，故能长生久视，方如苍术丸。

65. 苍术、熟地：苍术辛苦温散，燥寒湿，健脾胃，能助后天之化源；熟地味甘微温，补肝肾，养阴血，善滋先天之不足。二药相须相制，不燥不腻，可使脾健肾充，气血阴精旺盛，自然耳聪目明，身轻体健，精神慧爽。以二药相合，补虚健体，功德无量，故方名"合德丸"者宜矣。

66. 苍术、麻黄：苍术辛苦温燥，芳香疏散，内可健脾升阳以助卫气，外可温散风寒以解表邪。麻黄辛温轻扬，为发表第一要品，善达肌表，走经络，大能表散风邪，祛除寒热，凡伤寒瘟疫太阳表实之证均宜用之。二药同用，效专力宏，邪随汗解，则诸症悉平，方如顺解散。

67. 杞子、菊花：枸杞滋肝肾，益精明目，菊花除风热，养肝明目，二药相伍，养肝明目之功较强，用于肝肾虚而目暗之证，方如杞菊地黄丸。

68. 陈皮、青皮：陈皮味辛微苦而芳香，入脾肺二经，有行气健脾，燥湿化痰之功用，其性升浮，适用上中二焦；青皮味苦微辛，入肝胆二经，苦能泄降，有疏肝破气，散结化滞的功能，适用于中下二焦，故脾胃失健之胸脘胀满，吐泻痰喘等证，宜用陈皮，若肝气郁结，胁痛乳胀及疝气癥结等证，则用青皮。陈皮、青皮同为理气药，都具有行气的功能，但陈皮偏于调动脾胃之气，化痰燥湿；青皮偏于疏肝，消积化滞。陈皮作用缓和，青皮破气作用较强，故又可称其功用为破气。二药合用，能疏理肝胃之气，故由于肝气为病而影响脾胃，致肝胃不利则二药同用，即临床常用之"青陈皮"。

69. 陈皮、茯苓皮：陈皮理气和中，茯苓皮渗湿健脾，二药相配，使气行湿化，土能行水，健脾利湿，治疗水肿，如五皮饮。

70. 阿胶、蒲黄：阿胶甘平，补血止血，滋阴润肺；蒲黄甘平，收涩止血，行血祛瘀。二药合用（阿胶炒蒲黄），养阴降火，止血不留瘀，治肺阴不足，虚火偏旺，咳嗽咯血，或肾阴不足之尿血症。焦树德在介绍阿胶之用时说："用于止血时，可用蒲黄炒。"（《用药心得十讲》）

71. 附子、茯苓：附子温肾阳，散寒邪，且有利尿之功；茯苓健脾，淡渗利湿，导水下行。二药合用，有温肾阳利水气之功，可用于脾肾阳虚之水肿，方如真武汤。

72. 附子、半夏：附子温肾壮阳，以固封藏之本，则精秘而不妄泄，其身自健也。合半夏者，盖痰湿多能扰精，故以之燥湿祛痰，亦防患于未然也，方如长生丹。正以本方能秘精壮阳，使人长寿，故名"长生丹"。

73. 附子、五味子：附子辛热气雄之品温散阴毒，五味子酸温收涩之品敛浮越之阳，相须配伍，使寒去阳复，阴阳交通，则或吐或汗而愈，方如附子丸。

74. 附子、当归：附子温肾壮阳《素问·五脏生成篇》说："目受血而能视。"六一丸由附子、当归组成，重用当归补养肝血，故可以明目。然血者阴也，气者阳也。阳根于阴，阴根于阳。是以方中佐附子补壮阳气，乃取气能生血之义，以使血生有源也。然二药均为温热之品，其性偏燥，宜制以缓，故以蜂蜜为丸，以制其温燥之性。又本方配合，归、附用量取六一之比故名"六一丸"。

75. 牡蛎、石决明：牡蛎性寒，生用有滋阴潜阳、清热解渴、软坚散结的作用；石决明咸寒，平肝潜阳，清肝明目。二药相须为用，潜阳之力可加强。《高等医药院校教材·中药学》说："石决明具有平肝潜阳之功，对肝肾阴虚、肝阳上亢所致的眩晕，须与养阴平肝药如生地、白芍、牡蛎等配伍。"

76. 何首乌、牛膝：何首乌甘苦微温，不寒不燥，功能补肝肾，益精血，祛风冷，乌须发；牛膝甘苦酸平，走而能补，性善下行，功能补肝肾，利腰膝，强筋骨，行气血。二药相须为伍，补而不滞，温而不燥，久服自有培元固本、益寿延年之效，方如二灵丹。正以二味补益肝肾之功甚灵，故名"二灵丹"。

77. 羌活、独活：羌活辛苦温，解表散寒，祛风胜湿，止痛；独活辛苦温，祛风湿，止痛，解表。羌活、独活皆为祛风湿之药，但羌活药力雄厚，比较猛峻，偏入太阳（膀胱）经；独活的药力较羌活稍缓，偏入少阴（肾）经，羌活偏于治游风，独活偏于治伏风，羌活偏于祛上半身之风湿，善治脊、项背的疼痛；独活偏于祛下半身之风湿，善治腰、腿、足、胫的疼痛。二药合用，祛风胜湿之力加强，且可治全身之疼痛，功能祛风胜湿蠲痹，方如羌活胜湿汤，故临床处方常用"羌独活"。

78. 羌活、细辛：羌活辛苦而温，发汗解表，祛风胜湿，其性上行；细辛辛温，散寒止痛。二药合用，散寒祛风胜湿止痛。《邹云翔医案》："羌活、细辛，可引药上下分行，上行者，羌活循足太阳膀胱经而至巅，下趋者细辛，循足少阴肾经而入肾。二者一表一里，一上一下，使诸药能抵病所。"

79. 羌活、木通：羌活辛温气雄，善入太阳经表，具有祛风散寒止痛之功，故可发散表邪；木通味苦气寒，功能清热利湿开结，可使温热火邪从小便泄出，故可清泄里热。二药相伍，寒热并用，相反相成，可使表解里和，邪去正安，实亦从本而治之法也，方如羌活木通汤。

80. 龟版、黄柏：龟版甘寒纯阴，气味厚重，为血肉有情之品，能大补肾阴而潜浮阳；黄柏苦寒，能泻虚火而坚肾阴，二药相须而用，以成补阴泻火之剂，用治阴虚火旺之证，方如补阴丸。

81. 谷芽、麦芽：谷芽、麦芽均为消导药，但麦芽生用和胃疏肝，炒用消食，谷芽生用和中，炒用消食。二药火炒而合用，和中消食力强，可助消化故临床常用"炒谷麦芽"。

82. 沙参、麦冬：沙参甘淡微寒，润肺止嗽，养胃生津；麦冬甘微苦，清热养阴润燥，二药合用，润肺生津之功尤强，多用于热病津伤或肺胃阴虚之证，方如沙参麦冬汤。

83. 青蒿、石膏：青蒿苦寒芳香，具有清热透表之功，善治温疫暑热之患，可使气分伏热外透肌表；石膏辛甘大寒，为清热解肌之圣品，善于清解肺胃气分实热。故二药相须为用，能清气泻热，解毒除疫，最适用于温热疫毒初犯，卫气两伤，瘀热未结之证，方如青蒿散。

84. 枇杷叶、茅根：枇杷叶味苦性凉，善入肺胃二经，能清胃泻热，降逆止呕；茅根甘寒渗利，功能清热滋阴，导热自小便而出。二药相须为伍，则热邪去，胃气和，津液充，诸证悉除，方如枇杷叶饮子。

85. 栀子、丹皮：栀子清肝泻火，丹皮凉血活血，二药相伍，清肝凉血，如丹栀逍遥散之用，意即增强疏肝清热之功，宜于肝郁火旺者。

86. 栀子、龙齿：栀子苦寒，为清热泻火之品，能清泻三焦火热，祛湿解毒；生栀子长于泻火，炒栀子善于止血，栀子皮用于清肺及皮表之热，栀子仁用于清内热除心烦。龙齿涩凉，功能镇惊安神，二药相伍，清心安神。

87. 昆布、海藻：昆布咸寒，功能消痰，软坚散结；海藻苦咸寒，消痰软坚，散结，二药常合用，软坚化痰，多用于瘰疬瘿瘤，如外台昆布丸。

88. 金樱子、缩砂仁：金樱子酸涩性平，功专收敛而有固精之效，《本草正》谓其有"益精髓，壮筋骨，补五脏，养血气"之功，盖精固则筋骨强、血气生也。砂仁辛香温润，醒脾和胃，行气散郁。二药相合，一理中焦之气，助脾胃运化而生气血；一固下焦之脱，止精血遗失而防气血之损，方如金樱丸。本方虽无补益之品，却有补益之功，实不补而补之法也。

89. 细辛、石膏：细辛辛温，发表散风，祛寒止痛；石膏辛甘大寒，清热降火。二药一寒一热，辛能散，寒能泻，可治胃热齿痛，善消牙龈肿痛。又可治阳明风火头痛，石膏清气，细辛止痛。临床还常于治疗鼻渊流浊涕（鼻窦炎），方如二辛汤。

90. 乳香、没药：乳香、没药皆能活血祛瘀，但乳香活血行气，没药散血破瘀，皆能止痛、消肿、生肌，二药合用则能理气散瘀止痛。莫枚士云："乳香利气，没药利血，故能治疗外科病，取此二味为末为海浮散，为一切疡疮方。"焦树德说："乳香、没药皆能活血止痛，但乳香是行气以活血兼能伸筋，通经舒络而止痛。没药是散瘀而活血，消肿定痛，一偏于气，一偏于血，二药合用则相得益彰，故临床多是二药合用。""乳香、没药于疮疡破溃后则不宜用。""乳香、没药用醋制后可加强疗效。"（《用药心得十讲》）

91. 贯众、黄柏：贯众味苦性寒，有清热解毒，凉血止血之功，宜用于热毒内结血热妄行之证；黄柏苦寒沉降，善清实热，泻相火，凡实热、虚热皆可参伍用之。二药相须配伍，则去余毒，清余热，散结滞，止血出，故下血可止，方如贯众汤。

92. 草乌、苍术：草乌辛温燥烈，温肾壮阳；苍术苦温香燥，健脾燥湿。二者均有祛风散寒之效，故二药相伍，脾肾兼顾，对脾肾阳虚，风气内盛者，确有温补之功，方如油炒乌头丸。

93. 草蔻、木瓜：草蔻辛温，芳香健胃，除寒燥湿，木瓜酸温，去湿舒筋，止吐泻。二药合用，能和胃进食。寇宗奭说："草豆蔻气味极辛，微香，性温而调散冷气最速，虚弱不能饮食者，宜此与木瓜、乌梅、缩砂、益智、釉糵、甘草、生姜同用也。"

94. 荆芥、防风：荆芥辛微温，有发汗解肌的作用；防风辛甘微温，祛风解表，胜湿，止痛解痉。二药同用，疏散风寒以解表，还能透疹，且能止泻，可治胃肠型感冒。临床二药常同用，即所谓"荆防"或"荆防风"。

95. 荆芥、紫苏：荆芥、紫苏二药均能发汗解表，但紫苏散寒力强，偏入气分，能行气；荆芥祛风力胜，偏入血分，能止血。二药相伍，辛温解表。

96. 荜澄茄、高良姜：荜澄茄、高良姜均辛温而入脾胃，功能暖脾散寒、温胃止呕，故二药相须为用，温胃止呕效良，方如荜澄茄汤。

97. 茵陈、乌梅：茵陈辛苦微寒，清热利湿，散疫毒于肌表；乌梅酸甘，滋阴生津，补素体之阴亏。二药合用，适用于温疫初起而兼有素体阴虚者，方如茵陈乌梅汤。

98. 枳实、竹茹：枳实行气散结，消痞止痛，且有降气之功，竹茹清热止呕。二药相伍，和胃止呕，降逆化痰，方如温胆汤。

99. 柏子仁、酸枣仁：柏子仁味甘性平，能补心气养心血而安神；酸枣仁味甘酸，性平，能养肝宁心，安神敛汗，即补养心肝之血而安神定志。二药合用，功能养心安神，治阴血不足，心神失养之失眠等证，如天王补心丹之属。柯韵伯说："凡果核之有仁，犹心之有神也，清气无如柏子仁，补血无如酸枣仁，其神存耳。"

100. 枸杞、龙眼肉：枸杞味厚气平，味厚以滋阴，气平以益阳；龙眼肉甘温濡润，甘温补脾，濡润养心。二者相伍，阳中生阴，阴阳和，水火济，心肾相交，则阴血自生而常足矣，方如杞圆膏。

101. 南星、防风：南星苦辛温，燥湿化痰，祛风止痉，有毒，开泄走窜燥热的作用很强，适用于风痰、湿痰之入于经络所引起的中风、麻痹、筋脉拘挛等证。防风辛甘微温，散风祛湿，止痛解痉。南星与防风同用，祛风痰之力更强，止痉效果更好，方如玉真散。

102. 砂仁、蔻仁：砂仁、蔻仁均有行气调中的作用，但砂仁暖胃燥湿的作用胜于蔻仁，蔻仁和胃止呕的作用胜于砂仁。二药相伍，相得益彰，健脾和胃的作用增强。二药常同用，即临床处方之"砂蔻仁"。

103. 神曲、山楂：神曲开胃健脾，化食消积，善消谷积；山楂消积化痰，行气化瘀，善消肉积。二药合用，能消谷肉食积。

104. 香附、当归：香附性平味辛，香气颇浓，能通行十二经，善入肝的气分，为理气解郁之要药；当当味甘而重，气轻而辛，既能补血活血，又能活血通络，专治血分诸疾，尤为妇科调经所常用。二药同用，一主气分，一主血分，气血并治，同奏理气调经之功，肝为女子之先天，若遇情志不畅，则易致肝气郁滞，气郁则经血不畅，血郁则肝气不舒，证见经行腹痛，月经衍期，或先后不定，胁肋胀痛等。本药对理气活血，临床所用调经诸方中每多选用。

105. 莲子、甘草：莲子与甘草组方，名水芝汤。莲子甘平收涩，有健脾益气、补肾固精、交通心肾、养心安神之功，《本经》言其"交心肾，厚肠胃，固精气，强筋骨，补虚损"。本方以莲子为君，佐益气和中之甘草，则能起到通心气、益精髓，补虚助气之功用。又莲荷有水芝之美喻，本方以莲子为主药，故以"水芝汤"名之。

106. 桂枝、菖蒲：桂枝辛温，具有温阳散寒，宣肺解表之功；菖蒲亦辛温，具有化痰开窍，理气散风之功。故二药相伍，可宣肺中寒邪，开豁肺中郁滞，而治肺寒失音之证，方如桂心汤。

107. 桃仁、红花：桃仁味苦甘，性平，主要有破血散瘀，润燥润肠的作用；红花味辛甘苦，性温，功能活瘀血，生新血，少用有活血养血作用，多用可有破血行瘀的作用。桃仁治瘀血偏于局部有形，或在下腹部者，红花治瘀血偏于散在全身无定处者。二药常同用，可有协同作用，增强活血祛瘀之功。方如桃红四物汤、补阳还五汤等。

108. 桔梗、枳壳：桔梗开提肺气，宣肺祛痰，主升；枳壳理气宽胸，行气化痰，主下。二药相伍，一升一降，善调胸膈气滞，治肺气流行不畅，胸闷而痛，方如杏苏散。

109. 桑枝、丝瓜络：桑枝除风湿，利关节；丝瓜络善能通络。二药合用，能通筋活络、舒筋活络。

110. 桑叶、菊花：桑叶、菊花均能平肝清肺，而桑叶清疏之力较强，菊花平肝之力较著。因此，桑叶偏走肺络，多用于肺燥咳嗽等证，菊花偏走肝经，常用于治头晕、目赤诸证，二药配伍善能祛风清热，可治外感风热或肝风上扰之头目眩晕，如桑菊饮。

111. 桑叶、丹皮：桑叶清气分之热，其气轻清疏泄，上走头目；丹皮凉血，清血分热。两者同用，可治风阳头昏胀痛，或胁痛有火灼感之症，收气血两清之功。

112. 桑椹、龙眼肉：桑椹甘酸性平，大能补肝肾，益精血；龙眼肉甘温质润，长于补心脾，养气血。二药相伍，相辅相成，大补诸虚，凡五脏诸虚不足之证皆可用之，方如圆椹酒。

113. 桑螵蛸、海螵蛸：桑螵蛸甘咸，性平，功能补肾、固精、缩小便，桑螵蛸入气分，功在固精；海螵蛸咸涩，性微温，能入肝肾血分，有通血脉、活经络、补肝肾、祛寒湿的作用，并能止血、止带、固精、制酸。海螵蛸入血分，功在止血。二药同用，能治诸出血、腹泻、遗精、遗尿等证。

114. 桑螵蛸、金樱子：桑螵蛸甘咸，性平，功能补肾、固精、缩小便，乃治遗精收敛之本，金樱子味偏酸涩，补肾秘气，涩精固肠，乃治遗精收敛之标。二者合用，则标本皆治，治遗精有效。

115. 柴胡、半夏：柴胡透达少阳半表之邪，退热，舒肝，解郁；半夏和胃降逆，二药相合，善治少阳病寒热往来，默默欲吐，方如小柴胡汤。另柴胡因含有皂素，服后易引起呕吐，加入半夏等镇吐药以解之，方如小柴胡汤

116. 柴胡、前胡：柴胡和解退热，疏风散邪，升举阳气；前胡降气下痰，宣散风热，一升一降，以奏疏邪止咳之功，方如败毒散。

117. 党参、黄芪：党参与黄芪，皆为补气药，但党参味甘性平补气，兼能益阴，黄芪味甘性温，补气兼能扶阳，故气虚而兼阴液不足者，多用党参，气虚而偏阳虚寒象者，多用黄芪。由于二药补气，一偏益阴，一偏扶阳，因此气虚较甚之证，二药相须配用，则补气之力更强。秦伯未说："黄芪为补中气之主药，味甘气温，气厚于味，治疗中气不振，清阳下陷，有温养升发的功能。常与党参并用。它的区别是：党参培元气，主要在补中，黄芪补中气，兼能实表。所以久泻脾虚生化不及者等，当以党参为主，如果形赢气乏，自汗亡血等，则以黄芪为主。同时，黄芪升举有余，偏于阳分，气虚阳虚宜升宜提者最为合宜。"（《谦斋医学讲稿》）另据临床报道，黄芪配合党参，可治蛋白尿。

118. 党参（人参）、莱菔子：两者相畏，本来不可同用，配伍

一起用于噎膈病人，中气已虚而又见气逆。莱菔子得参有降气而不耗气的作用，参得莱菔子有补而不滞之效。

119. 银花、连翘：银花甘寒，清热解毒；连翘苦辛而寒，亦有清热解毒作用。但银花偏于透上半身之热，而连翘偏于透达全身躯壳之热，二药同用，清热解毒兼散风热，方如银翘散。焦树德说："金银花兼能散风热，升散透热的作用大于连翘。连翘兼散血中郁火壅结，消肿散结的作用大于银花。""连翘与……金银花同用，清热解毒兼散风热。"（《用药心得十讲》）

120. 海藻、甘草：海藻反甘草，一般情况下禁用，然《外科正宗》中治瘿瘤的海藻玉壶汤则用之，王绵之等说："甘草反海藻，二药同用于一方，取其相反相激，使瘿散瘤消而不伤正。"（《中国医学百科全书·方剂学》）孙洪民曾报道，在治疗动脉硬化高血压病时，将海藻、甘草同时运用于中药方剂中，能收到迅速持久的满意疗效，可能因为海藻和甘草共同发挥了它们软化血管、降血压、降低胆固醇的作用。（新中医，1978（5））

121. 黄芩、厚朴：黄芩苦寒，善清湿热，厚朴苦辛温，而能健脾燥湿，下气散满，二药相伍，可化脾胃湿热，方如芩朴汤。

122. 黄芩、白芷：黄芩苦寒，善清上焦之火热；白芷辛温，专散阳明之风邪。二药相伍，方名芩芷散，调以茶清，则风消热散，目明痛止，善治眉棱骨痛。

123. 黄连、苏叶：黄连清热泻火以清湿热，苏叶理气和胃以通肺胃，二药相伍，治湿热所致肺胃不和之妊娠恶阻，方如苏叶黄连汤。《温热经纬》说："肺胃不和，最易致呕，盖胃热移肺，肺不受邪，还归于胃，必用川连以清湿热，苏叶以通肺胃。投之立愈者，以肺胃之气非苏叶不能通也。"方如连苏饮。

124. 黄连、栀子：二药皆苦寒，都有清热泻火、燥湿解毒之用，但黄连偏于泻心、胃之火热，并能燥湿解毒；栀子能清泻三焦之火热，去湿解毒。二药同用，清热泻火，燥湿解毒作用加强。由于栀子能通三焦之火，导热下行，可使邪热从小便而出。

125. 黄连、厚朴：连朴相伍，其代表方剂当数王士雄《霍乱论》中的连朴饮，黄连清热泻火并能燥湿，用厚朴辛苦微温，行气散满，化湿通滞，二药相合，既可宣降湿热，又可通降胃府，恢复中州升降之机，常用于伤寒、急性胃肠炎、痢疾等属于中焦湿热壅滞者。黄连配厚朴，取其通泄之功，使湿热交阻，胃肠气滞得以疏通。

126. 黄连、远志：黄连苦泻能使心火下达于肾，远志辛温能通肾气上达于心，二味相伍，使心肾得交而寐自安。

127. 黄连、枣仁：黄连苦泻心火；枣仁补肝壮胆，兼能宁心，治肝虚胆怯寐少，梦多易惊醒，配以黄连泄心火，使心阳得潜，肝血得旺，神魂宁而寐得安，二味亦可加入清心敛汗剂中，以汗为心之液也，可起协同作用。

128. 黄连、木香：黄连燥湿清热，泻火解毒，清肠中湿热，木香理气行滞，二药同用，清热行滞止痢，可治赤白诸痢，如香连丸。焦树德说：黄连"配木香可用于痢疾。"(《用药心得十讲》)

129. 黄柏、知母：黄柏苦寒，清热燥湿，坚肾益阴，泻相火；知母苦寒，清热解毒，滋阴降火，二药同用，退热除蒸，祛湿热，清虚火。焦树德说："黄柏坚肾清热，偏于肾经湿热，淋浊膝软；知母滋肾降火，偏于肾经虚热，骨蒸消渴。黄柏清下焦有形湿热，黄柏泻下焦无根之火，二药常合用可增强其滋肾坚肾，清热降火的作用。"知柏生用清湿热，盐水炒清虚火。黄柏泻相火，清湿热，知母滋阴解毒除烦，二药同用，祛风热，清虚火；退热除蒸，清滋利水，治下焦湿热，方如补阴丸、滋肾通关散。

130. 黄芪、茯苓：黄芪甘温，补气升阳，益卫固表，利水消肿；茯苓甘淡，利水渗湿，健脾安神。黄芪伍茯苓，则补虚益气，利水消肿的作用更大。焦树德说："黄芪还有利尿作用，……或配茯苓、桂枝、甘草、防己（防己茯苓汤），用于全身皮肤及四肢皆水肿，并感觉有些怕冷的。据近代报道，用本品（黄芪）单味，（每日二、三两）浓煎服，可对肾炎的水肿有效，并对消除尿中蛋白，有一定帮助。也可配合党参、茯苓、萆薢、山药、苡米等同用。配北五加皮、桂枝、猪苓、茯苓等，对心脏性水肿也有效。"(《用药心得十讲》)

131. 黄芪、知母：黄芪温升补气，能大补肺气，以益肾水之源，使气旺自能生水；而知母寒润滋阴，又大能滋肺中津液，俾阴阳不至偏胜，即肺脏调和而生水之功益著也。二药并用，大可退虚热，方如《医学衷中参西录》之"千金育真汤"。但于阴虚甚者，又必须加生地，方能服之有效。

132. 黄芪、附子：黄芪益气固表，附子温阳逐寒，二药合用，能温固卫气，用治阳虚卫外不固，畏寒，自汗等证有效，方如芪附汤。

133. 黄芪、牡蛎：黄芪益气固表，牡蛎养阴敛汗，二药合用，固表止汗，适用于气虚自汗。

134. 黄芪、鳖甲：黄芪益气，鳖甲养阴，二药合用，益气养阴，适用于气阴两虚及虚热之证，方如黄芪鳖甲散。张锡纯说："与养阴清热药同用，更能熄内风也。"（《医学衷中参西录》）

135. 菖蒲、远志：菖蒲辛温，开窍宁神，化湿和胃；远志辛苦而温，宁心安神，祛痰开窍。二药合用，祛痰通窍安神开窍，方如安神定志丸。张寿颐说："考《本草注》菖蒲辛温，主治湿痹，远志苦温，主治咳逆，一以辛散而开去湿痰之痹著，一以苦降而定其逆上之痰窒，则气自顺而壅自开。气血不复上菀，庶乎风波大定，神志清明，此菖蒲远志之大功用也。"可见菖蒲、远志合用，可涤痰开痹，通窍熄风。

136. 菖蒲、苍术：菖蒲辛温平和，入中焦宣化湿浊，醒脾开胃，增进食欲；入胸膈疏达痰浊，升发清阳，开通心窍。苍术苦温香燥，燥中焦寒湿，健脾和胃。二药合用，则脾健胃和，受纳运化有力，自然气血充足，元气充沛，体健多力，神安志爽，方如菖蒲丸。

137. 菟丝子、茯神：菟丝子下补阴精而滋肾水，茯神上益心气而降心火，相伍为用，阴阳水火相济，而使气血调和，方如交感丹。

138. 菟丝子、牛膝：菟丝子、牛膝均能补肝肾，益精髓，强腰膝，壮筋骨，二药合用，其性微温，功能壮真元，去积冷，而止腰膝疼痛，方如菟丝子丸。

139. 菟丝子、甘菊花：《本草汇言》说："菟丝子补肾养肝，温脾助胃之药也。但补而不峻，温而不燥，故入肾经，虚可以补，实可以利，寒可以温，热可以凉，湿可以燥，燥可以润。"盖言其性平质润，有益精温肾，阴阳并补之功。甘菊花性凉质轻，且有清肝热，降肝火，明目益阴之效。二药合用，补虚泻实，互为辅佐，则肾精充，元气壮，脾胃健，肝火除，自能目明神清，食佳体壮，方如菟丝子丸。

140. 菟丝子、附子：菟丝子性平微温，有益肾填精之功，为阴阳双补之品；附子辛热气雄，有温肾壮阳之用，为助阳首选之药。二药相伍，壮肾阳而不伤肾阴，对于肾阳不足而致精神不振，腰膝冷痛酸软等证，实为对证之良方，方如菟丝子丸。

141. 旋覆花、海蛤粉：旋覆花化痰软坚降气，海蛤粉消坚散结化痰，二者配伍，治偏于肺阴不足的痰嗽及气滞痰结的胸痹，尚可加瓜蒌。

142. 麻黄、白果肉：痰湿脾虚，祛痰则易伤正，补脾则又有碍定喘，故治先以宣肺通气，用辛温之麻黄作主力，以速通气道，佐以甘苦涩之白果敛肺以制麻黄之散，一疏一敛，则呼吸顺，喘咳自平，方如定喘汤。

143. 麻黄、金沸草：麻黄宣肺，金沸草（旋覆花即金沸草之花）降逆下气，二药合用，一升一降，宣肺下气同用，治咳嗽多痰，方如金沸草散。

144. 麻黄、熟地：麻黄辛温，解表散寒，外可宣透皮毛腠理，内可深入积痰凝血，《神农本草经》有"破癥坚积聚"的记载；熟地味甘微苦，性微温，能补血生精，滋养肝肾。二药相伍，功能温阳散结，散阴疽，消癥结。有谓熟地配麻黄而不黏滞，并能通血脉。焦树德说："《外科全生集》的阳和汤（麻黄、熟地、白芥子、鹿角胶、炮姜炭、肉桂、甘草）就是把麻黄（五分）、熟地（一两）同用，来消散阴疽、痰核、流注结块的最好例子，并提出了'麻黄得熟地而不表，熟地见麻黄而不腻'的经验。"（《用药心得十讲》）

145. 麻仁、瓜蒌仁：麻仁甘平，功能润燥滑肠，滋养补虚；瓜蒌仁润肺涤痰，滑肠通便。二药皆为润肠通便之专药，合用之则润下之力更大，取效亦较捷，如五仁汤。

146. 紫菀、款冬：紫菀、款冬都是温而不燥，无论寒热皆宜，但紫菀偏入血分，润肺下气，化痰止咳，重在祛痰，治久病热咳劳嗽，而款冬偏入气分，润肺补虚，消痰下气，重在止咳，治久病寒咳气喘，二药同用，治肺阴不足之久咳劳嗽者有效。

147. 鹿角、附子：鹿角味咸性温，补肾充精，益气助阳；附子辛温气烈，可助鹿角补命门之力，而振奋精神，方如鹿角散。

148. 鹿角、菟丝子：鹿角、菟丝子相须配伍，助阳益阴，填精补髓，专补先天根本，故可疗肾精不足诸证，方如鹿菟丸。

149. 鹿角霜、附子：鹿角霜甘咸气温，壮筋骨，明眼目，补暖脏气，去一切风；附子辛烈气雄，温肾壮阳，逐风散寒。二药相伍，共成温肾补精之专剂，用于肾亏阳虚之诸证，方如神仙修真丹。

150. 鹿茸、山药：鹿茸为血肉有情之品，功能壮元阳，补精血，疗虚赢，强阳事；山药功能补脾益气，补肾固精。二药相须为用，则脾肾兼补，肾阳充则阳事举，小便常；脾气健则饮食进，面色荣。是以诸虚之证皆除焉，方如鹿茸酒。

151. 常山、草果：常山、草果均可截疟，但常山祛痰积偏治间日疟、久疟，草果除瘴疠湿气，偏治瘴疟。二药合用，可加强截疟之功，方如常山饮。另常山治疟效果虽好，但有非常明显呕吐的不良反应，与草果相伍后，其不良反应可以明显减轻。

152. 葛根、枳实：葛根辛凉，发表升清鼓胃气，枳实苦辛微寒，降气消积，化痰除痞。二药合用，一升一降，能调整中焦脾胃之升降。秦伯未说："葛根升胃中清气，枳实降肠中浊邪，二药合用，升清降浊，可治清浊不分之泻利。"

153. 滑石、蔻仁：滑石甘寒而淡，利水通淋，清解暑热；蔻仁辛温，化湿行气，温中止呕。滑石、蔻仁同打，用治湿重热轻，胸闷，口腻，小便黄赤而少，属芳香和胃，淡渗分利之法，方如黄芩滑石汤。

154. 款冬花、归身：款冬花润肺止咳化痰，归身养血，二者同用，可治久咳劳嗽，即劳者温之之意，取其温润缓咳（可加冰糖，款冬冰糖为治嗽单方）。

155. 蒲公英、紫花地丁：蒲公英味苦性寒，有清热解毒、消痈散结的作用；紫花地丁味苦辛，性寒，有清热解毒，凉血消肿的作用。二药均可清热解毒，但蒲公英散结消肿的作用较好，长于治乳痈；紫花地丁凉血解毒作用较好，善于治疗毒。二药常合用，清热解毒作用更著，方如五味消毒饮。

156. 磁石、朱砂：磁石入肾，能益阴潜阳，重镇安神；朱砂入心能安神定志。二药合用，可镇潜浮阳，交融水火，使心肾相交，精气得以上输，心火不致上扰，则耳鸣目昏、心悸失眠之证得除，方如磁朱丸。《古今名医方论》说："本方以磁石与朱砂相伍，有镇坠安神，潜阳熄风之功，亦可治阳亢风动之癫痫。故柯琴曾谓：'此丸治癫痫之神剂'。"

157. 熟地、蛤粉：蛤粉清化痰热，熟地补肾滋阴，二药同炒而用（蛤粉炒熟地），用于肺肾阴亏挟痰热者，以及虚劳咳血，有痰气不清者。赵养葵注地黄饮子谓："肾虚痰喘，水不归源也。"方仁渊注王旭高医案说："唯熟地能化虚痰。"（景岳贞元饮、金水六君煎）与蛤粉同用则化痰之功更著。

158. 熟地、砂仁（拌炒）：凡肾阴不足，须用熟地，补益气血。但熟地粘腻，有碍消化，宜与健脾胃药同用，故临床上常用砂仁拌炒。用砂仁行气调中，和胃行脾，并可减去熟地滋腻碍胃之性，同时，砂仁之辛能润肾燥，引诸药下行。故白飞霞云："熟地用砂仁拌蒸亦取其下达也。""肾虚气不归原，可用为向导。"

159. 熟地、附子：二味均为少阴经药，熟地甘温，大补精血，附子辛热，温补命门，相互配伍，阴阳并茂，水火相济，而下焦生气畅盛。张景岳说："精气分阴阳，则阴阳不可离。""善补阳者，从水中引火，故地附常配伍入剂，以阴阳互根也。"焦树德说："熟地久服时，宜用砂仁拌（或佐用一些砂仁），以免腻膈（妨碍食欲，胸脘发闷）。"（《用药心得十讲》）

160. 僵蚕、大黄：僵蚕散结消肿，活络止痛；大黄降泻热毒，散血消肿。二药相伍，大可清解温热疫毒，方如僵黄丸。

161. 橘核、荔枝核：橘核、荔枝核为治疝之常用药，橘核苦平，入肝经，功能理气止痛；荔枝核甘温，亦入肝经，有行散气滞

179

的作用。二药相须而用，理气止痛之效尤著，善于消疝止痛。

162. 藿香、佩兰：藿香辛微温，且芳香行散，能化湿浊，解暑、止呕；佩兰辛平，气味芳香，能化湿解暑。藿香、佩兰皆为芳香化湿药，二药合用，辟秽化浊，清暑化湿之功尤著，故处方常用"藿佩兰"。《高等医药院校教材·中药学》说："佩兰气味芳香，其化湿和中的功效与藿香相似，治湿阻脾胃之证，每相须为用，并配伍苍术、厚朴、白豆蔻等。"

163. 鳖甲、青蒿：鳖甲滋阴退热，入络搜邪；青蒿芳香，清热透络，引邪外出。二药合用，滋阴清热。凡邪伏阴分，不能纯用滋阴，更不能用苦寒直折，因滋阴则愈恋邪，苦寒能化燥伤阴，皆与病情不洽，用鳖甲、青蒿，则一面滋阴，一面透热，养阴、透热，使阴复则足以制火，邪去则其热自退，使深伏阴分之邪，透出阳分而解，方如青蒿鳖甲汤。故对热邪深伏阴分，暮热朝凉，热退无汗，形瘦脉数，舌红少苔之证。甚为相宜。吴鞠通说："此方有先入后出之妙，青蒿不能直入阴分，有鳖甲引之入也；鳖甲不能独出阳分，有青蒿领之出也。"（《温病条辨》）

附："药对"首字笔画索引

二画

三画

四画

十画

十六画以上

附：「药对」首字笔画索引

图书在版编目（ＣＩＰ）数据

顾武军讲药对 / 顾武军著. —长沙:湖南科学技术出版社,2021.9
ISBN 978-7-5710-0988-5

Ⅰ. ①顾… Ⅱ. ①顾… Ⅲ. ①中药配伍－研究 Ⅳ.①R289.1

中国版本图书馆 CIP 数据核字(2021)第 109033 号

GU WUJUN JIANG YAODUI

顾武军讲药对

著　　者：顾武军
责任编辑：王跃军
出版发行：湖南科学技术出版社
社　　址：长沙市芙蓉中路一段 416 号泊富国际金融中心
网　　址：http://www.hnstp.com
湖南科学技术出版社天猫旗舰店网址：
　　　　http://hnkjcbs.tmall.com
邮购联系：本社直销科 0731-84375808
印　　刷：长沙鸿和印务有限公司
　　　　（印装质量问题请直接与本厂联系）
厂　　址：长沙市望城区普瑞西路 858 号
邮　　编：410200
版　　次：2021 年 9 月第 1 版
印　　次：2021 年 9 月第 1 次印刷
开　　本：880mm×1230mm　　1/32
印　　张：6.5
字　　数：173 千字
书　　号：ISBN 978-7-5710-0988-5
定　　价：49.00 元